图书在版编目（CIP）数据

中国慢性病及危险因素监测报告，2018 / 中国疾病预防控制中心，中国疾病预防控制中心慢性非传染性疾病预防控制中心编著. —北京：人民卫生出版社，2021.10

ISBN 978-7-117-32099-3

Ⅰ. ①中⋯ Ⅱ. ①中⋯ ②中⋯ Ⅲ. ①慢性病 – 卫生监测 – 研究报告 – 中国 –2018 Ⅳ. ①R4

中国版本图书馆 CIP 数据核字（2021）第 195457 号

人卫智网	www.ipmph.com	医学教育、学术、考试、健康，购书智慧智能综合服务平台
人卫官网	www.pmph.com	人卫官方资讯发布平台

审图号：GS（2021）5428 号

中国慢性病及危险因素监测报告 2018
Zhongguo Manxingbing ji Weixian Yinsu Jiance Baogao 2018

编　　著：中国疾病预防控制中心
　　　　　中国疾病预防控制中心慢性非传染性疾病
　　　　　预防控制中心
出版发行：人民卫生出版社（中继线 010-59780011）
地　　址：北京市朝阳区潘家园南里 19 号
邮　　编：100021
E - mail：pmph @ pmph.com
购书热线：010-59787592　010-59787584　010-65264830
印　　刷：北京盛通印刷股份有限公司
经　　销：新华书店
开　　本：787×1092　1/16　　印张：11
字　　数：268 千字
版　　次：2021 年 10 月第 1 版
印　　次：2021 年 12 月第 1 次印刷
标准书号：ISBN 978-7-117-32099-3
定　　价：65.00 元

打击盗版举报电话：010-59787491　E-mail：WQ @ pmph.com
质量问题联系电话：010-59787234　E-mail：zhiliang @ pmph.com

中国慢性病及危险因素监测报告

REPORT ON CHRONIC DISEASE RISK FACTOR SURVEILLANCE IN CHINA

2018

编著　中国疾病预防控制中心
　　　中国疾病预防控制中心慢性非传染性疾病预防控制中心

人民卫生出版社
·北京·

《中国慢性病及危险因素监测报告 2018》
编写委员会

名誉主编：卢　江

主　　编：吴　静

副 主 编：王丽敏　周脉耕　张　梅

编写人员：（按姓氏笔画排序）

王　璇　王丽敏　王临虹　关云琦

李　纯　吴　静　宋子伟　张　笑

张　梅　张文戎　周脉耕　赵振平

胡彩红　黄正京

序

　　全球疾病负担研究结果显示：2019年中低收入国家慢性非传染性疾病（简称"慢性病"）和伤害的伤残调整寿命年（DALYs）损失占总疾病负担的66.0%，比1990年增加了28.2%，慢性病死亡人数占总死亡人数的74.37%，比1990年增加了17.62%。党的十八大以来，我国各级政府越来越把人民健康作为头等大事来抓，卫生健康事业取得显著成绩，人民健康水平持续提高。2017年中国疾病负担研究结果显示：我国居民平均期望寿命有较大幅度提高，1990年到2017年男性平均期望寿命从66.2岁提高到74.7岁，女性平均期望寿命从70.2岁提高到77.6岁。随着工业化、城镇化、人口老龄化进程加快，我国居民生产生活方式和疾病谱不断发生变化，心脑血管疾病、癌症、慢性呼吸系统疾病和糖尿病等慢性非传染性疾病已成为居民主要死因，占总死亡人数的88.46%，导致的疾病负担（DALYs）占总疾病负担的84.93%以上。高血压、糖尿病和慢性阻塞性肺疾病等主要慢性病患病率持续上升或居高不下，吸烟、有害使用酒精、不合理膳食、身体活动和睡眠不足等慢性病危险因素在人群中普遍存在。

　　近年来，我国政府越来越重视慢性病预防控制工作，不断加强公共政策和社会环境的支持。2016年，党中央、国务院召开全国卫生与健康大会，发布《"健康中国2030"规划纲要》，提出了健康中国建设的目标和任务。党的十九大作出实施健康中国战略的重大决策部署。2018年6月以来，在国务院领导下，由国家卫生健康委牵头，会同教育部、体育总局等部门组成专班，分领域开展专题研究，起草编制了《关于实施健康中国行动的意见》《健康中国行动（2019—2030年）》和《健康中国行动组织实施和考核方案》；制定了15项专项行动，除"传染病与地方病防控行动"外，其他14项行动都与慢性病防控相关。

　　建立和完善以人群为基础的慢性病及危险因素监测系统，连续、系统地收集慢性病及危险因素的相关信息，能够掌握我国居民慢性病患病及其危险因素的流行现状和变化趋势，为国家制定相关的政策、慢性病干预策略和措施提供科学依据，为评估相关卫生政策和慢性病防控效果提供有力支撑。中国疾病预防控制中心慢性非传染性疾病预防控制中心已经于2004—2013年开展了四次中国慢性病及危险因素监测，并于2015年开展了中国成人慢性病与营养监测的现场调查。2018年中国慢性病及危险因素监测在以往五次监测的基础上，进一步完善监测内容、监测方法和电子化信息收集与管理平台，强化各环节的质量控制，获得了具备国家并兼顾省级代表性的成人慢性病及危险因素资料，为掌握我国慢性病及危险因素流行状况及评估防治效果提供了大量详实资料，并满足世界卫生组织《全球非传染性疾病预防控制综合监测框架（含指标）和自愿性目标（2013—2025）》要求的大部分危险因素指标和《健康中国行动（2019—2030）》的部分考核指标。

　　本书是关于我国居民慢性病及危险因素流行状况的最新报告，抽样方法科学，调查内容丰富，质量控制严格，结论明确，是一部具有较高科学价值的报告和参考书。本书的出版为制定国家相关卫生政策、慢性病预防控制策略和措施提供科学依据，为慢性病防控效果评估提供数据支撑，也为相关机构开展慢性病科学研究提供参考。因此，该报告必将在我国慢性病防控工作中发挥重要作用。

高福

2021 年 4 月

前　言

随着我国工业化、城镇化、人口老龄化、生态环境和生活方式的转变，以心脑血管疾病、癌症、慢性呼吸系统疾病和糖尿病等疾病为主的慢性病，已成为影响居民健康和社会发展的重大公共卫生问题。开展慢性病及危险因素监测，建立国家慢性病及危险因素监测数据库，动态掌握我国慢性病及危险因素的流行现状和变化趋势，科学制定慢性病预防控制策略和措施已经成为当务之急。

2013年世界卫生组织发布《非传染性疾病预防控制全球行动计划（2013—2020）》，并提出《全球非传染性疾病预防控制综合监测框架（含指标）和自愿性目标（2013—2025）》，用于监测非传染性疾病及危险因素发展趋势，评估非传染性疾病防控国家战略和计划的实施方面取得的进展。世界卫生组织推荐把慢性病及危险因素监测作为发展中国家慢性病预防控制的优先领域。《中国防治慢性病中长期规划（2017—2025年）》提出，2019年全国50%的县（区）应开展慢性病及危险因素监测工作。《健康中国行动（2019—2030年）》的124项考核指标中包含慢性病相关指标59项，以期评估慢性病防控效果。

为了全面而准确地掌握我国城乡、不同地区居民慢性病及危险因素的流行状况和发展趋势，中国疾病预防控制中心慢性非传染性疾病预防控制中心（简称"中国疾控中心慢病中心"）于2004年在全国疾病监测系统上创建了慢性病及危险因素监测系统，并于2004年、2007年、2010年和2013年开展四次中国慢性病及危险因素监测。2015年，在国家卫生和计划生育委员会疾病预防控制局和中国疾病预防控制中心（简称"中国疾控中心"）领导下，中国疾控中心慢病中心组织实施了中国成人慢性病与营养监测现场调查。2018年，国家卫生健康委员会疾病预防控制局委托中国疾控中心慢病中心牵头组织完成了第六次中国慢性病及危险因素监测现场调查。

2018年中国慢性病及危险因素监测覆盖全国31个省（自治区、直辖市）的298个县（区）和新疆生产建设兵团的4个师（以下统称"监测点"），共计302个监测点。监测结果兼具国家代表性和省级代表性。本次监测共对全国超过18万名18岁及以上常住居民进行了调查。延续既往监测所采取的询问调查、身体测量和实验室检测三部分调查内容设计，其中，询问调查内容包括慢性病的主要危险因素（吸烟、过量饮酒、不合理膳食、身体活动不足）状况、主要慢性病（高血压、糖尿病、血脂异常、慢性肾病和过敏性疾病）患病及控制情况、自报健康状况等；身体测量内容包括身高、体重、腰围、血压和心率；实验室检测内容包括空腹血糖、口服75g无水葡萄糖后2小时血糖、血脂、糖化血红蛋白、血尿酸、血肌酐、尿肌酐、尿微量白蛋白等。

本书将发布我国居民主要慢性病及危险因素调查结果，包括超重和肥胖、高血压、糖尿病、血脂异常、慢性肾病和过敏性疾病等主要慢性病患病及控制情况，吸烟、过量饮酒、不合理膳食和身体活动不足等危险因素流行状况，以及糖尿病前期、血尿酸升高等生物学危险因素的流行状况，指出我国慢性病及危险因素防控面临的挑战，并提出建议。监测的其他内容或特殊人群的结果将以专题报告或论文等形式陆续出版和公布。

　　本次监测工作得到了国家卫生健康委员会疾病预防控制局和中国疾控中心、各省（自治区、直辖市）和新疆生产建设兵团以及监测点各级卫生行政部门和疾病预防控制中心领导的大力支持；得到了国内外相关领域专家的悉心指导和帮助，在此对侯凡凡院士、宁光院士、陈育德教授、陈铮鸣教授、王若涛研究员、赵冬教授、孙宁玲教授、于石成研究员、王增武教授和赵作涛副教授等多领域专家表示衷心感谢！全国 31 个省（自治区、直辖市）和新疆生产建设兵团疾病预防控制中心以及 302 个监测点疾病预防控制中心的7 000 余名工作人员参加了本次监测，对他们的辛勤工作与付出表示衷心感谢和敬意！感谢《中国疾病预防控制中心周报（英文）》（*China CDC Weekly*）编辑部的大力支持，Peter Hao 对英文摘要进行了终审！

　　由于编者水平有限，本书尚有不足之处，敬请各位读者批评指正。

编者

2021 年 4 月

目　录

摘　要

一、调查基本情况

根据《国家卫生计生委办公厅关于印发中国居民慢性病与营养监测工作方案（试行）的通知》（国卫办疾控函〔2014〕814 号）要求，在国家卫生健康委员会疾控局的支持下，中国疾控中心慢病中心于 2018 年牵头组织开展了中国慢性病及危险因素监测现场调查工作。

2018 年中国慢性病及危险因素监测覆盖全国 31 个省（自治区、直辖市）的 298 个县（区）和新疆生产建设兵团的 4 个师，共计 302 个监测点，监测结果同时具有国家代表性和省级代表性。调查对象为调查前 12 个月内在监测点区域内居住至少 6 个月，年满 18 岁的居民。按照多阶段分层整群抽样方法，在每个监测点随机抽取 3 个乡镇（街道、团），每个乡镇（街道、团）随机抽取 2 个村（居委会、连），每个村（居委会、连）随机抽取 1 个村民 / 居民小组（至少 60 户），每个村民 / 居民小组抽取 45 个居民户。抽中的居民户中所有符合调查入选条件的 18 岁及以上常住居民作为调查对象。全国计划调查至少181 200 人，实际调查 187 301 人。本报告基于 31 个省（自治区、直辖市）298 个监测点共计 184 876 人的数据。经数据清理后，最终纳入分析的有效样本数为 184 509 人，用于估计全国 18 岁及以上成人慢性病及危险因素流行状况。

2018 年中国慢性病及危险因素监测采用集中调查和入户调查相结合的方式收集信息。监测内容包括询问调查、身体测量和实验室检测三部分。询问调查包括区域、家庭和个人三种调查问卷，区域问卷包括县（区）所辖区域内人口、经济、社会、医疗卫生保健及慢性病防控等方面的基本信息。家庭问卷包括家庭成员基本情况和经济收入、调查对象的一般情况等内容。个人问卷包括个人基本信息，主要慢性病的患病、治疗与控制情况及家族史、吸烟、饮酒、饮食习惯和身体活动状况等。身体测量包括身高、体重、腰围、血压和心率。实验室血样检测包括血红蛋白、空腹血糖、服糖后 2 小时血糖、糖化血红蛋白、血脂四项、血尿酸、血肌酐、白蛋白和总蛋白。尿样检测项目包括尿肌酐、尿微量白蛋白、尿钠和尿钾。询问调查、身体测量和生物样本采集与处理等工作由监测点疾控中心组织的调查队完成。血红蛋白和血糖检测由监测点经过考核评价合格的实验室完成。血清和尿液样本经冷链运输至具备相关资质且考核评价合格的中心实验室，由中心实验室统一检测其余生化指标。

为了保证监测数据的真实可靠，中国疾控中心慢病中心制定了严格的质控工作方案，建立了国家、省和监测点三级质量控制系统，在调查的前期、中期和后期对各个环节实施严格的质量控制。具体质控措施包括前期方案的设计与修订、统一调查工具，两级培训的教材和技术要求；现场调查中对询问调查、身体测量和实验室检测相关内容的质控；调查后的数据验收、清理和分析等。国家级培训班共培训省级师资 135 人，监测点技术骨干

786 人，学员综合考评合格率达到 100%，优秀率达到 95%；省级共培训调查人员 7 320 人，全部考核合格。

在现场调查中期和后期，中国疾控中心慢病中心对部分省份第一个启动现场调查的监测点进行了督导和技术指导。各省级疾控中心均在辖区内第一个启动现场调查的监测点组织其他监测点的技术骨干进行了观摩学习。31 个省级疾控中心和新疆生产建设兵团疾控中心中，27 个省级疾控中心按照国家方案要求对各自所辖的全部监测点进行了督导，4 个省级疾控中心和新疆生产建设兵团疾控中心对所辖部分监测点进行了督导，共督导 288 个监测点，占全部监测点的 95.4%。同时，省级疾控中心在现场督导中累计抽取了 1.7% 的调查对象，对身高、体重、腰围和血压进行复核测量，复核一致率达到 90% 以上。省级疾控中心按要求对监测信息收集与管理平台从每个监测点自动抽取的 10% 问卷进行了远程录音核查，对发现的问题及时进行了反馈和纠正，防止了错、偏的扩散。

为了保证血糖检测的质量和准确性，所有监测点实验室在开展现场调查前，均通过了血糖检测实验室性能验证，并在血糖检测过程中按要求进行每日质控。监测点在检测血红蛋白前，均按要求进行了质控品检测。中心实验室在检测前均通过了实验室性能验证，并在样本检测过程中严格按规定进行每日质控。所有质控结果均通过信息收集与管理平台上报至国家项目工作组。

二、主要结果

（一）监测人群一般情况

2018 年中国慢性病及危险因素监测报告纳入分析的 18 岁及以上有效样本为 184 509 人，其中男性 81 918 人，占 44.4%，女性 102 591 人，占 55.6%，女性比例高于男性；18～44 岁、45～59 岁、60 岁及以上人群的样本量分别为 41 213 人（22.3%）、68 870 人（37.3%）、74 426 人（40.3%）。

（二）主要慢性病危险因素流行情况

1. **吸烟** 2018 年我国 18 岁及以上居民现在吸烟率为 26.2%，男性（50.0%）明显高于女性（2.1%）。男性居民中，45～59 岁组现在吸烟率（55.5%）高于 18～44 岁组（48.9%）和 60 岁及以上组（45.5%），农村（53.9%）高于城市（46.5%），西部地区（55.3%）高于东部（45.2%）和中部（52.2%）地区。18 岁及以上居民现在每日吸烟率为 23.5%，男性（44.9%）明显高于女性（1.8%）。男性居民中，45～59 岁组现在每日吸烟率（51.0%）高于 18～44 岁组（43.2%）和 60 岁及以上组（41.6%），农村（48.7%）高于城市（41.4%），西部地区（50.2%）高于东部（40.6%）和中部（46.4%）地区。女性居民的现在吸烟率和现在每日吸烟率均随年龄增长而升高，城乡和地区间相近。现在每日吸烟者开始每日吸烟年龄平均为 20.0 岁，男性（19.8 岁）早于女性（24.6 岁）。现在吸烟者日均吸烟量为 15.4 支，男性（15.6 支）大于女性（12.2 支）；现在每日吸烟者日均吸烟量为 17.1 支，男性（17.2 支）大于女性（14.2 支）。

2018 年我国 18 岁及以上吸烟者戒烟率为 15.4%，男性（15.1%）低于女性（21.5%），

60岁及以上组（31.2%）高于18~44岁组（8.8%）和45~59岁组（16.7%），城市（16.4%）高于农村（14.4%），东部地区（17.3%）高于中部（14.8%）和西部（13.4%）地区。吸烟者成功戒烟率为11.2%。男性（11.0%）低于女性（14.6%），60岁及以上组（25.4%）高于18~44岁组（5.1%）和45~59岁组（12.6%），城市和农村相近，东部地区（13.0%）高于中部（10.7%）和西部（9.1%）地区。

2018年我国18岁及以上现在不吸烟者的二手烟暴露率为60.6%，男性与女性相近，18~44岁组（63.6%）高于45~59岁组（62.3%）和60岁及以上组（47.9%），城市西部地区的二手烟暴露率（65.3%）最高，而农村为中部地区（63.4%）最高。

2.　**饮酒**　2018年我国18岁及以上居民30天内饮酒率和12个月内饮酒率分别为28.3%和39.8%。过去30天内饮酒率男性（46.2%）高于女性（10.2%），45~59岁组（31.3%）高于18~44岁组（28.5%）和60岁及以上组（23.5%），城乡基本持平，东部地区（29.6%）高于中部（27.7%）和西部（27.1%）地区。过去12个月内饮酒率男性（60.3%）高于女性（19.1%），18~44岁组（41.8%）、45~59岁组（41.3%）和60岁及以上组（31.1%）逐渐降低，城市（41.6%）高于农村（38.0%），东、中、西部地区分别为41.7%、39.2%、37.5%。

2018年我国18岁及以上饮酒者日均纯酒精摄入量为20.4g，男性（25.2g）明显高于女性（4.1g），60岁及以上年龄组（30.2g）高于18~44岁组（15.0g）和45~59岁组（27.8g），农村（23.9g）高于城市（17.3g），东、中、西部地区分别为21.3g、19.7g和19.8g。

2018年我国18岁及以上饮酒者危险饮酒率为5.7，男性（6.9%）高于女性（2.1%），60岁以及以上组（9.3%）高于18~44岁组（8.2%）和45~59岁组（3.9%），农村（6.7%）高于城市（5.0%），东、中、西部地区分别为6.0%、5.9%和5.0%。饮酒者有害饮酒率为8.6%，男性（10.7%）高于女性（1.6%），18~44岁组（5.4%）、45~59岁组（12.7%）和60岁及以上组（15.2%）逐渐上升，农村（10.5%）高于城市（6.9%），东、中、西部地区分别为9.1%、8.4%和7.7%。现在饮酒者单次大量饮酒率为39.8%，男性（46.8%）高于女性（17.5%），18~44岁、45~59岁和60岁及以上年龄组分别为41.0%、42.4%和29.1%，农村（41.4%）高于城市（38.4%），东、中、西部地区分别为37.1%、40.7%和43.5%。

3.　**膳食**　2018年我国18岁及以上居民平均每日蔬菜水果摄入量为483.6g。蔬菜水果摄入不足率为44.7%，男性（45.8%）略高于女性（43.6%），60岁及以上组（51.1%）高于18~44岁组（43.3%）和45~59岁组（43.6%），农村（51.2%）明显高于城市（38.7%），东、中、西部地区分别为40.7%、46.4%和49.4%。

2018年我国18岁及以上居民平均每日红肉摄入量为107.1g。红肉摄入过多率为42.0%，男性（49.3%）高于女性（34.7%），18~44岁组（47.8%）高于45~59岁组（37.7%）和60岁及以上组（28.7%），城市（48.0%）高于农村（35.7%），东、中、西部地区分别为45.0%、31.8%和49.5%。

4.　**身体活动**　2018年我国18岁及以上居民身体活动不足率为22.3%，男性（24.4%）略高于女性（20.2%），城市和农村相近，18~44岁组（23.9%）高于45~59岁组（18.2%）和60岁及以上组（23.1%），中部地区（24.0%）高于东部（22.7%）和西部（19.6%）地区。

2018 年我国 18 岁及以上居民业余时间经常锻炼率为 15.8%，男性（17.0%）高于女性（14.6%），18~44 岁组（16.7%）高于 45~59 岁组（15.5%）和 60 岁及以上组（13.1%），城市（19.7%）高于农村（11.7%），东部地区（19.4%）高于中部（14.1%）和西部（12.0%）地区。

2018 年我国 18 岁及以上居民从不锻炼率为 78.0%，女性（80.8%）高于男性（75.2%），农村（83.9%）高于城市（72.4%），18~44 岁组（74.7%）、45~59 岁组（80.9%）和 60 岁及以上组（84.9%）逐渐上升，东部地区（73.5%）低于中部（80.5%）和西部（82.3%）地区。

2018 年我国 18 岁及以上居民平均每日总静态行为时间为 4.7 小时，男性和女性持平，18~44 岁组（5.2 小时）高于 45~59 岁组（4.0 小时）和 60 岁及以上组（4.1 小时），城市（5.2 小时）高于农村（4.2 小时），东部地区（5.1 小时）高于中部（4.6 小时）和西部（4.2 小时）地区。

2018 年我国 18 岁及以上居民平均每日业余静态行为时间为 3.2 小时，男性（3.3 小时）与女性（3.1 小时）相当，18~44 岁组（3.8 小时）高于 45~59 岁组（2.6 小时）和 60 岁及以上组（2.1 小时），城市（3.7 小时）高于农村（2.7 小时），东、中、西部地区分别为 3.5 小时、3.1 小时和 2.9 小时。

2018 年我国 18 岁及以上居民平均每日屏幕时间为 3.1 小时，男性（3.2 小时）与女性（2.9 小时）相近，18~44 岁组（3.6 小时）高于 45~59 岁组（2.5 小时）和 60 岁及以上组（2.0 小时），城市（3.5 小时）高于农村（2.6 小时），东、中、西部地区分别为 3.3 小时、2.9 小时和 2.8 小时。

2018 年我国 18 岁及以上居民平均每日睡眠时间为 7.6 小时，18~44 岁组（7.7 小时）略高于其他年龄组。男女、城乡、地区差异均不大。

（三）主要慢性病患病情况

1. **超重与肥胖** 2018 年我国 18 岁及以上居民健康体重率为 45.0%，男性（41.8%）低于女性（48.2%），不同年龄组差别不大，城市（43.7%）低于农村（46.4%），东、中、西部地区分别为 43.4%、43.7% 和 49.2%。

2018 年我国 18 岁及以上居民超重率为 34.3%，男性（36.1%）高于女性（32.5%），45~59 岁组（41.6%）高于 18~44 岁组（30.4%）和 60 岁及以上组（36.6%），城市（34.4%）和农村（34.2%）相近，东、中、西部地区分别为 33.8%、36.5% 和 32.6%。

2018 年我国 18 岁及以上居民肥胖率为 16.4%，男性（18.2%）高于女性（14.7%），45~59 岁组（18.3%）高于 18~44 岁组（16.4%）和 60 岁及以上组（13.6%），城市（17.5%）和高于农村（15.3%），东、中、西部地区分别为 18.4%、16.1% 和 13.6%。

2018 年我国 18 岁及以上居民中心型肥胖率为 35.2%，男性（37.2%）高于女性（33.3%），45~59 岁组（42.7%）高于 18~44 岁组（30.0%）和 60 岁及以上组（41.5%），城市（36.4%）高于农村（34.0%），东、中、西部地区分别为 36.5%、35.5%、32.8%。

2. **高血压** 2018 年我国 18 岁及以上居民高血压患病率为 27.5%，男性（30.8%）高于女性（24.2%），农村（29.4%）高于城市（25.7%），18~44 岁组、45~59 岁组和 60 岁及以上组分别为 13.3%、37.8% 和 59.2%，东、中、西部地区分别为 27.3%、29.1%、25.9%。

2018 年我国 18 岁及以上高血压患者中，高血压患病知晓率为 41.0%，女性（46.2%）高于男性（36.9%），18～44 岁组、45～59 岁组和 60 岁及以上组分别为 22.3%、42.6% 和 53.4%，城市（43.1%）高于农村（39.0%），东、中、西部地区分别为 43.7%、40.6% 和 37.0%。

2018 年我国 18 岁及以上居民高血压治疗率为 34.9%，女性（40.1%）高于男性（30.8%），18～44 岁组、45～59 岁组和 60 岁及以上组依次为 16.6%、36.1% 和 47.3%，城市（37.5%）高于农村（32.4%），东、中、西部地区分别为 37.7%、34.3% 和 30.6%。高血压知晓者的治疗率为 85.0%，女性（86.7%）高于男性（83.3%），18～44 岁组（74.3%）、45～59 岁组（84.7%）和 60 岁及以上组（88.5%）呈上升趋势，城市（87.0%）高于农村（82.9%），东、中、西部地区分别为 86.4%、84.6% 和 82.7%。

2018 年我国 18 岁及以上居民高血压控制率为 11.0%，女性（12.5%）高于男性（9.8%），18～44 岁组、45～59 岁组和 60 岁及以上组依次为 4.6%、12.2% 和 14.6%，城市（13.6%）明显高于农村（8.5%），东、中、西部地区分别为 12.8%、10.1% 和 9.1%。高血压治疗控制率为 31.5%，男性与女性持平，45～59 岁（33.8%）高于 18～44 岁（27.9%）和 60 岁及以上年龄组（30.8%），城市（36.3%）高于农村（26.3%），东、中、西部地区分别为 33.9%、29.4% 和 29.7%。

2018 年我国 35 岁及以上已明确诊断的高血压患者的社区健康管理率为 62.1%，女性（63.9%）略高于男性（60.3%），35～44 岁组、45～59 岁组和 60 岁及以上组分别为 49.7%、59.0% 和 67.3%，农村（66.8%）高于城市（57.7%），东、中、西部地区分别为 61.1%、58.4% 和 69.4%。35 岁及以上接受社区健康管理的高血压患者的规范化健康管理率为 52.3%，男性和女性分别为 52.4% 和 52.2%，35～44 岁组、45～59 岁组和 60 岁及以上组分别为 56.7%、52.0% 和 51.8%，城市（53.0%）略高于农村（51.7%），东、中、西部地区分别为 53.3%、50.7% 和 52.4%。

3. 糖尿病　2018 年我国 18 岁及以上居民糖尿病患病率为 11.9%，男性（12.9%）高于女性（10.9%），18～44 岁组（6.2%）、45～59 岁组（16.1%）和 60 岁及以上组（24.6%）随年龄增长呈上升趋势，城市（12.6%）高于农村（11.1%），东、中、西部地区分别为 12.4%、12.8% 和 10.0%。

2018 年我国 18 岁及以上糖尿病患者中，糖尿病患病知晓率为 38.0%，女性（43.1%）高于男性（33.6%），18～44 岁组（23.4%）、45～59 岁组（41.5%）和 60 岁及以上组（46.8%）逐渐上升，城市（41.3%）高于农村（33.9%），东、中、西部地区分别为 38.9%、37.6% 和 36.7%。

2018 年我国 18 岁及以上居民糖尿病治疗率为 34.1%，女性（38.8%）高于男性（30.0%），18～44 岁组（20.1%）、45～59 岁组（37.4%）和 60 岁及以上组（42.5%）逐渐上升，城市（37.5%）高于农村（29.9%），东、中、西部地区分别为 34.8%、34.2% 和 32.3%。糖尿病知晓者的治疗率为 89.7%，男性和女性相当，18～44 岁组（86.1%）略低于 45～59 岁组（90.1%）和 60 岁及以上组（90.8%），城市（90.7%）略高于农村（88.1%），东、中、西部地区分别为 89.5%、91.0% 和 87.9%。

2018 年我国 18 岁及以上居民糖尿病控制率为 33.1%，男性（31.5%）低于女性（35.0%），45～59 岁组（29.1%）低于 18～44 岁组（32.9%）和 60 岁及以上组（37.3%），

城市（33.5%）和农村（32.5%）差别不大，东、中、西部地区分别为32.9%、30.9%和36.6%。糖尿病治疗控制率为31.5%，男性（28.8%）低于女性（34.0%），18～44岁组（45.5%）高于45～59岁组（26.2%）和60岁及以上组（30.6%），农村（27.6%）低于城市（34.1%），东、中、西部地区分别为30.3%、32.8%和32.2%。

2018年我国35岁及以上已明确诊断的糖尿病患者的社区健康管理率为58.5%，男性（56.0%）低于女性（60.9%），35～44岁组、45～59岁组和60岁及以上组分别为49.5%、56.5%和62.9%，农村（63.0%）高于城市（55.5%），东、中、西部地区分别为56.6%、55.0%和68.1%。35岁及以上接受社区健康管理的糖尿病患者规范化健康管理率为52.1%，男性和女性分别为51.4%和52.7%，35～44岁组（47.3%）低于45～59岁组（52.7%）和60岁及以上组（52.7%），城市（51.8%）和农村（52.6%）基本持平，东、中、西部地区分别为51.6%、53.1%和51.9%。

4. 血脂异常　2018年我国18岁及以上居民高胆固醇血症患病率为8.2%，男性（8.4%）和女性（8.0%）接近，18～44岁组（5.5%）、45～59岁组（11.2%）和60岁及以上组（12.7%）逐渐上升，城市（8.1%）和农村（8.3%）接近，东、中、西部地区分别为9.3%、6.9%和8.0%。

2018年我国18岁及以上居民高低密度脂蛋白胆固醇血症患病率为8.0%，男性（8.1%）和女性（7.8%）差别不大，18～44岁组（5.5%）、45～59岁组（10.6%）和60岁及以上组（12.4%）逐渐上升，城市和农村分别为8.3%和7.7%，东部地区（9.9%）高于中部（6.8%）和西部（6.1%）地区。

2018年我国18岁及以上居民低高密度脂蛋白胆固醇血症患病率为20.9%，男性（28.9%）高于女性（13.0%），18～44岁组（22.4%）、45～59岁组（20.6%）和60岁及以上组（16.4%）逐渐下降，城市（22.3%）高于农村（19.4%），东、中、西部地区分别为18.9%、24.1%和20.5%。

2018年我国18岁及以上居民高甘油三酯血症患病率为18.4%，男性（23.6%）高于女性（13.2%），45～59岁组（22.0%）高于18～44岁组（17.1%）和60岁及以上组（17.1%），城市和农村分别为18.8%和17.9%，东、中、西部地区分别为16.7%、18.5%和20.9%。

5. 高尿酸血症　2018年我国18岁及以上居民高尿酸血症患病率为14.0%，男性（24.5%）明显高于女性（3.6%）。男性18～44岁组（28.9%）高于45～59岁组（18.7%）和60岁及以上组（18.0%）。女性60岁及以上组（6.0%）高于18～44岁组（3.1%）和45～59岁（3.1%）组。城市（16.2%）患病水平高于农村（11.7%），东、中、西部地区分别为17.1%、10.6%和13.0%。

6. 慢性病肾病　2018年我国18岁及以上居民慢性肾病患病率为8.2%，男性与女性基本持平，18～44岁组（4.5%）、45～59岁组（8.4%）和60岁及以上组（20.1%）逐渐上升，城市（7.9%）略低于农村（8.6%），东、中、西部地区分别为7.8%、8.8%和8.2%。

7. 过敏性疾病　2018年我国18岁及以上居民过敏性疾病患病率为8.0%，男性和女性分别为7.4%和8.6%。18～44岁组（8.9%）、45～59岁组（7.3%）和60岁及以上组（6.0%）逐渐降低，城市（9.6%）略高于农村（6.3%），东、中、西部地区分别为9.7%、7.1%和6.4%。

Abstract

1. Basic information of the nationally representative survey

According to *the Notice of the General Office of the National Health and Family Planning Commission on Printing and Distributing the Work Plan for Chronic Diseases and Nutrition Surveillance of Chinese Residents (trial)* (National Health Office Disease Control Letter [2014] No. 814), with the support of the Bureau of Disease Prevention and Control of the National Health Commission, the National Center for Chronic and Non-Communicable Disease Control and Prevention (NCNCD) led and conducted the new wave of field survey of China Chronic Disease and Risk Factor Surveillance (CCDRFS) in 2018.

In 2018, CCDRFS covered 298 counties (districts) in 31 provinces (autonomous regions, municipalities) and four divisions of Xinjiang Production and Construction Corps, with a total of 302 surveillance points. The surveillance results had both national and provincial representativeness. The subjects of the CCDRFS were residents who lived in the surveillance area for at least 6 months and were aged 18 and above in the 12 months before the survey. According to the multistage stratified cluster sampling method, three townships (subdistricts, corps) were randomly selected from each surveillance point; two villages (neighborhood committees, companies) were randomly selected from each township (subdistricts, corps); one villager/resident group (at least 60 households) was randomly selected from each village (neighborhood committees, companies), and 45 households were selected from each villager/resident group. All the residents aged 18 and above who met the requirements of the survey were selected as the survey objects. At least 181,200 people were planned to be investigated, and 187,301 people were actually investigated. Based on the data of 184,876 people in 298 surveillance points of the 31 provinces (autonomous regions, municipalities), this report estimates the prevalence of chronic diseases and risk factors in adults aged 18 and above throughout the country. After data cleaning, the final number of valid samples included in the analysis was 184,509.

In 2018, CCDRFS was conducted through centralized investigation and household survey. The surveillance content included inquiry investigation, medical examination, and laboratory tests. The inquiry investigation included three kinds of questionnaires，which are community, household, and individual questionnaires. The community questionnaire included the basic information of population, economy, society, healthcare, and chronic disease prevention and control in the county (subdistricts). The household questionnaire included the basic information and economic income of family members, the general information of the subjects, and so on. The individual questionnaire included the individual basic information, prevalence, treatment, control, and family history of major chronic diseases, smoking, drinking, eating habits, and physical activities. The medical examination included measurement of height, weight, waist circumference, blood pressure and heart rate. The laboratory blood sample tests included hemoglobin, fasting blood glucose, blood glucose two hours after taking sugar, glycosylated hemoglobin, blood lipids, blood uric acid, serum creatinine, albumin, and total protein levels. Urine sample tests included urine creatinine, microalbuminuria, urine sodium, and urine potassium. The investigation team organized by the Chinese Center for Disease Control and Prevention (CDC) of the surveillance point completed the work of inquiry investigation, medical measurement, and biological sample collection and processing. Hemoglobin and blood glucose were tested by the qualified laboratory in surveillance points. Serum and urine samples were transported to the central qualified laboratory via cold chain to complete the unified detection of other biochemical indicators.

To ensure the authenticity and reliability of the investigation data, the CCDRFS formulated a strict quality control program and established a national, provincial, and surveillance point three-level quality control system to implement strict quality control before, during, and after the investigation. The specific quality control measures included the design and revision of the preliminary scheme, unified investigation tools, teaching materials, and technical requirements of two-level training; the quality control of the inquiry investigation, medical examination, and laboratory test in the field investigation; the data checking, cleaning, and analysis after the investigation. A total of 135 provincial-level professionals and 786 core technical professionals of the surveillance points were trained in the national level training classes. 100% of participants in the training passed the comprehensive evaluation and 95% of participants were evaluated excellent. More than 7,320 investigators were trained in the provincial level training classes, and all of them passed the examination.

In the middle and late stages of the field investigation, the CCDRFS conducted supervision and technical guidance on the first surveillance point launched in some provinces. Each provincial CDC organized the core technical professionals of other surveillance points to observe and learn from the first surveillance point. Among the 31 provincial-level CDCs and Xinjiang Production and Construction Corps CDCs, 27 provincial-level CDCs supervised all the surveillance points under their jurisdiction according to the requirements of the national program. Four provincial CDCs and the Xinjiang Production and Construction Corps CDCs supervised 288 surveillance points, accounting for 95.4% of the total surveillance points under their jurisdiction. At the same time, in the field supervision of the provincial CDCs, 1.7% of the respondents were selected; the height, weight, waist circumference, and blood pressure were reviewed and verified; and the consistency between the test and verification exceeded 90%. According to the requirements, the provincial CDCs conducted remote recording verification on 10% of the questionnaires automatically extracted from each surveillance point by the surveillance information collection and management platform. Feedback and correction were carried out in time for the problems found to prevent the spread of errors and bias.

In order to ensure the quality and accuracy of blood glucose detection, all laboratories of surveillance points had passed the performance verification before field investigation, and daily quality control had been carried out according to the requirements in the process of blood glucose detection. Before the detection of hemoglobin in the surveillance points, the quality control materials were tested according to the requirements. The central laboratory passed the laboratory performance verification before testing and carried out daily quality control in strict accordance with the provisions in the sample testing process. All quality control results were reported to the national project team through the information collection and management platform.

2. Main results

2.1 General information of the surveillance population

In 2018, CCDRFS surveyed a total of 184,509 people aged 18 and above in China, including 81,918 males (44.4%) and 102,591 females (55.6%). The proportion of females was higher than that of males; the sample sizes and proportions of the group aged 18-44, 45-59, and 60 and above were 41,213 (22.3%), 68,870 (37.3%), and 74,426 (40.3%), respectively.

2.2 Prevalence of risk factors for major chronic diseases

2.2.1 Smoking

In 2018, the current smoking prevalence of residents aged 18 and above was 26.2%, and the prevalence in males (50.0%) was significantly higher than that in females (2.1%). Among male residents, the current smoking prevalence of the 45-59 age group (55.5%) was higher than that of the 18-44 age group (48.9%) and the 60 and above age group (45.5%). The current smoking prevalence in the rural areas (53.9%) was higher than that in the urban areas (46.5%), and that in the western region (55.3%) was higher than that in the eastern region (45.2%) and central region (52.2%). The current daily smoking prevalence of residents aged 18 and above was 23.5%, and the prevalence in males (44.9%) was significantly higher than that in females (1.8%). Among male residents, the current daily smoking prevalence of the 45-59 age group (51.0%) was higher than that of the 18-44 age group (43.2%) and the 60 and above age group (41.6%). The current daily smoking prevalence in the rural areas (48.7%) was higher than in the urban areas (41.4%), and the prevalence in the western region (50.2%) was higher than that in the eastern (40.6%) and central regions (46.4%). The current smoking prevalence and current daily smoking prevalence of the female increased with age and were similar between urban and rural areas and regions. The average age of the current daily smokers to start smoking was 20.0 years, and males (19.8 years) started earlier than females (24.6 years). The average daily smoking amount of current smokers was 15.4 cigarettes, and males (15.6 cigarettes) smoked more than females (12.2 cigarettes); the average daily smoking amount of current daily smokers was 17.1 cigarettes, and males (17.2 cigarettes) smoked more than females (14.2 cigarettes).

In 2018, the smoking cessation prevalence of smokers aged 18 and above was 15.4%, and the prevalence in males (15.1%) was lower than that in females (21.5%). The prevalence in the group aged 60 and above (31.2%) was higher than that in the group aged 18-44 (8.8%) and the group aged 45-59 (16.7%). The urban areas (16.4%) had the higher prevalence than the rural areas (14.4%). The eastern region (17.3%) had the higher prevalence than the central (14.8%) and the western (13.4%) regions. The success smoking cessation prevalence of the smokers was 11.2%. Males (11.0%) had the lower prevalence than females (14.6%). The group aged 60 and above (25.4%) had the higher prevalence than the group aged 18-44 (5.1%) and the group aged 45-59 (12.6%). It was similar to the success smoking cessation prevalence of the smokers between urban and rural areas. The eastern region (13.0%) had the higher prevalence than the central region (10.7%) and the western region (9.1%).

In 2018, the second-hand smoke exposure prevalence of non-current smokers aged 18 and above in China was 60.6%, which was similar for both males and females. The second-hand smoke exposure prevalence of the group aged 18-44 (63.6%) was higher than that of the group aged 45-59 (62.3%) and the group aged 60 and above (47.9%). The western region in the urban areas (65.3%) had the highest second-hand smoke exposure prevalence, and the eastern region in the rural areas (63.4%) had the highest prevalence.

2.2.2 Drinking

In 2018, the drinking prevalence within the last 30 days or the last 12 months in residents aged 18 and above were 28.3% and 39.8%, respectively. The drinking prevalence within the last 30 days of males (46.2%) was higher than that of females (10.2%), and that of the group aged 45-59 (31.3%) was higher than that of the group aged 18-44 (28.5%) and the group aged 60 and above (23.5%). The urban and rural areas had similar drinking prevalence within the last 30 days. The eastern region (29.6%) had the higher prevalence than the central region (27.7%) and the western region (27.1%). The drinking prevalence within the last 12 months of males (60.3%) was higher than that of females (19.1%). The prevalence decreased gradually in the groups aged 18-44 (41.8%), 45-59 (41.3%), 60 and above (31.1%). The urban areas (41.6%) had the higher prevalence than the rural areas (38.0%), and the eastern, central, and western regions had prevalences of 41.7%, 39.2%, and 37.5%, respectively.

In 2018, the average daily alcohol intake of drinkers aged 18 and above was 20.4g, and males (25.2g) had the significantly higher intake than females (4.1g). The group aged 60 and above (30.2g) had the higher intake than the group aged 18-44 (15.0g) and the group aged 45-59 (27.8g). The rural areas (23.9g) had the higher intake than the urban areas (17.3g). The eastern, central, and western regions had the average intakes of 21.3g, 19.7g, and 19.8g, respectively.

In 2018, the dangerous drinking prevalence of drinkers aged 18 and above in China was 5.7%, and males (6.9%) had the higher prevalence than females (2.1%). The prevalence in the group aged 60 and above (9.3%) was higher than that in the group aged 18-44 (8.2%) and the group aged 45-59 (3.9%). The rural areas (6.7%) had the higher prevalence than the urban areas (5.0%), and the eastern, central, and western regions had the prevalences of 6.0%, 5.9%, and 5.0%, respectively. The harmful drinking prevalence of the drinkers was 8.6%, and males (10.7%) had the higher prevalence than females (1.6%). The harmful drinking prevalence in the 18-44 age group (5.4%), the 45-59 age group (12.7%), and the 60 and above age group (15.2%) gradually increased. The rural areas (10.5%) had the higher prevalence than the urban areas (6.9%), and the prevalences in the eastern, central, and western regions were 9.1%, 8.4%, and 7.7%, respectively. The prevalence of heavy drinking at a single time of the current drinkers was 39.8%, and males

(46.8%) had the higher prevalence than females (17.5%). The prevalence of the 18-44 age group, 45-59 age group, and 60 and above age group were 41.0%, 42.4%, and 29.1%, respectively. The rural areas (41.4%) had the higher prevalence than the urban areas (38.4%), and the prevalences in the eastern, central, and western regions were 37.1%, 40.7%, and 43.5%, respectively.

2.2.3 Diet

In 2018, the average daily intake of vegetables and fruits for residents aged 18 and above was 483.6g. The prevalence of underconsumption of vegetables and fruits was 44.7%, and males (45.8%) had the slightly higher prevalence than females (43.6%). The 60 and above age group (51.1%) had the higher prevalence than the 18-44 age group (43.3%) and 45-59 age group (43.6%). The rural areas (51.2%) had the significantly higher prevalence than the urban areas (38.7%), and the eastern, central, and western regions had prevalences of 40.7%, 46.4%, and 49.4%, respectively.

In 2018, the average daily red meat intake of residents aged 18 and above was 107.1g. The prevalence of overconsumption of red meat was 42.0%, and males (49.3%) had the higher prevalence than females (34.7%). The group aged 18-44 (47.8%) had the higher prevalence than the group aged 45-59 (37.7%) and the group aged 60 and above (28.7%). The prevalence in urban areas (48.0%) was higher than that in rural areas (35.7%), and the prevalences in the eastern, central, and western regions were 45.0%, 31.8%, and 49.5%, respectively.

2.2.4 Physical activities

In 2018, the prevalence of insufficient physical activity among residents aged 18 and above was 22.3%, and males (24.4%) had the slightly higher prevalence than females (20.2%). The prevalence in urban areas was similar to that in rural areas. The prevalence of the group aged 18-44 (23.9%) was higher than that of the group aged 45-59 (18.2%) and 60 and above (23.1%). The prevalence in the central region (24.0%) was higher than that in the eastern (22.7%) and western regions (19.6%).

In 2018, the regular exercise prevalence of residents aged 18 and above was 15.8%, and males (17.0%) had the higher prevalence than females (14.6%). The prevalence of the group aged 18-44 (16.7%) was higher than that of the group aged 45-59 (15.5%) and 60 and above (13.1%). The prevalence in the urban areas (19.7%) was higher than that in the rural areas (11.7%), and the prevalence in the eastern region (19.4%) was higher than that in the central (14.1%) and western regions (12.0%).

In 2018, the never-exercise prevalence of residents aged 18 and above was 78.0%, and females (80.8%) had the higher prevalence than males (75.2%). The prevalence in the rural areas (83.9%) was higher than that in the urban areas (72.4%). The prevalence gradually increased with the groups aged 18-44 (74.7%), 45-59 (80.9%) and 60 and above (84.9%), and the eastern region (73.5%) had the lower prevalence than the central region (80.5%) and the western region (82.3%).

In 2018, the average total daily sedentary time of residents aged 18 and above was 4.7 hours, and that of males and females was the same. The group aged 18-44 (5.2 hours) had the higher average total daily sedentary time than the group aged 45-59 (4.0 hours) and the group aged 60 and above (4.1 hours), and the urban areas (5.2 hours) had the higher average total daily sedentary time than the rural areas (4.2 hours). The eastern region (5.1 hours) had the higher average total daily sedentary time than the central region (4.6 hours) and the western region (4.2 hours).

In 2018, the average daily sedentary time during leisure time was 3.2 hours for residents aged 18 and above. Males (3.3 hours) had the same average daily sedentary time during leisure time as females (3.1 hours). The group aged 18-44 (3.8 hours) had more average daily sedentary time during leisure time than the group aged 45-59 (2.6 hours) and the group aged 60 and above (2.1 hours). The urban areas (3.7 hours) had more average daily sedentary time during leisure time than the rural areas (2.7 hours). The eastern, central, and western regions had the average daily sedentary time during leisure time of 3.5 hours, 3.1 hours, and 2.9 hours, respectively.

In 2018, the average daily screen time was 3.1 hours for residents aged 18 and above. The average daily screen time of males (3.2 hours) was similar to that of females (2.9 hours). The average daily screen time in the group aged 18-44 (3.6 hours) was higher than that in the groups aged 45-59 (2.5 hours) and 60 and above (2.0 hours), and the urban areas (3.5 hours) had higher average daily screen time than that in the rural areas (2.6 hours). The eastern, central, and western regions had the average daily screen time of 3.3 hours, 2.9 hours, and 2.8 hours, respectively.

In 2018, the average daily sleep time of residents aged 18 and above was 7.6 hours, and the average daily sleep time of the group aged 18-44 (7.7 hours) was slightly higher than that of the other age groups. There was no significant difference in the average daily sleep time between males and females, urban and rural areas, and among eastern, central, and western regions.

3. Prevalence of major chronic diseases

3.1 Overweight and obesity

In 2018, the healthy weight prevalence of residents aged 18 and above was 45.0%, and males (41.8%) had the lower prevalence than females (48.2%). There was little difference between age groups. The urban areas (43.7%) had the lower prevalence than the rural areas (46.4%). The prevalences in the eastern, central, and western regions were 43.4%, 43.7%, and 49.2%, respectively.

In 2018, the overweight prevalence of residents aged 18 and above was 34.3%. The overweight prevalence of males (36.1%) was higher than that of females (32.5%). The overweight prevalence of the group aged 45-59 (41.6%) was higher than that of the groups aged 18-44 (30.4%) and 60 and above (36.6%). There was no significant difference in overweight prevalence between urban areas (34.4%) and rural areas (34.2%). The overweight prevalences in the eastern, central, and western regions were 33.8%, 36.5%, and 32.6%, respectively.

In 2018, the obesity prevalence was 16.4% of residents aged 18 and above, which was higher in males (18.2%) than in females (14.7%). The group aged 45-59 (18.3%) had the higher obesity prevalence than the groups aged 18-44 (16.4%) and 60 and above (13.6%). The urban areas (17.5%) had the higher obesity prevalence than the rural areas (15.3%). The eastern, central, and western regions had the obesity prevalence of 18.4%, 16.1%, and 13.6%, respectively.

In 2018, the central obesity prevalence was 35.2% of residents aged 18 and above. Males (37.2%) had the higher prevalence than females (33.3%). The central obesity prevalence of the group aged 45-59 (42.7%) was higher than that of the groups aged 18-44 (30.0%) and 60 and above (41.5%). The urban areas (36.4%) had the higher central obesity prevalence than the rural areas (34.0%). The eastern, central, and western regions had the central obesity prevalence of 36.5%, 35.5% and 32.8%, respectively.

3.2 Hypertension

In 2018, the hypertension prevalence in residents aged 18 and above was 27.5%, and males (30.8%) had the higher prevalence than females (24.2%). The rural areas (29.4%) had the higher prevalence than urban areas (25.7%). The hypertension prevalence was 13.3%, 37.8%, and 59.2% in the groups aged 18-44, 45-59, and 60 and above, respectively. The eastern, central, and western regions had the prevalence of 27.3%, 29.1%, and 25.9%, respectively.

In 2018, the hypertension awareness prevalence of knowing their hypertension condition among hypertension patients aged 18 and above was 41.0% and was higher in females (46.2%) than in males (36.9%). The hypertension awareness prevalence was 22.3%, 42.6%, and 53.4% in the groups aged 18-44, 45-59, and 60 and above, respectively. The urban areas (43.1%) had the higher hypertension awareness prevalence than the rural areas (39.0%). The eastern, central, and western regions had the hypertension awareness prevalences of 43.7%, 40.6%, and 37.0%, respectively.

In 2018, the hypertension treatment prevalence among hypertension patients aged 18 and above was 34.9% and was higher in females (40.1%) than in males (30.8%). The hypertension treatment prevalence was 16.6%, 36.1%, and 47.3% in the groups aged 18-44, 45-59, and 60 and above, respectively. The urban areas (37.5%) had the higher treatment prevalence than the rural areas (32.4%). The eastern, central, and western regions had the treatment prevalences of 37.7%, 34.3%, and 30.6%, respectively. The hypertension treatment prevalence among already diagnosed hypertension patients with self hypertension condition awareness was 85.0% and was higher in females (86.7%) than in males (83.3%). The hypertension treatment prevalence gradually increased and was 74.3%, 84.7%, and 88.5% in the groups aged 18-44, 45-59, and 60 and above, respectively. The urban areas (87.0%) had the higher hypertension treatment prevalence than the rural areas (82.9%). The eastern, central, and western regions had the hypertension treatment prevalence of 86.4%, 84.6%, and 82.7%, respectively.

In 2018, the hypertension control prevalence was 11.0% among hypertension patients aged 18 and above. The hypertension control prevalence of females (12.5%) was higher than that of males (9.8%). The hypertension control prevalence was 4.6%, 12.2%, and 14.6% respectively in the groups aged 18-44, 45-59, and 60 and above. The urban areas (13.6%) had the significantly higher prevalence than the rural areas (8.5%). The eastern, central, and western regions had the hypertension control prevalences of 12.8%, 10.1%, and 9.1%, respectively. The treatment control prevalence of hypertension in patients who had taken medicine to control blood pressure was 31.5%, with males and females being the same. The treatment control prevalence of hypertension in the group aged 45-59 (33.8%) was higher than that in the group aged 18-44 (27.9%) and 60 and above (30.8%). The urban areas (36.3%) had the higher prevalence than the rural areas (26.3%), and the eastern, central, and western regions had the treatment control prevalences of 33.9%, 29.4%, and 29.7%, respectively.

In 2018, the community health management prevalence of diagnosed hypertension patients aged 35 and above was 62.1%, and females (63.9%) had the slightly higher prevalence than males (60.3%). The community health management prevalences of the groups aged 35-44, 45-59, and 60 and above were 49.7%, 59.0%, and 67.3%, respectively. The rural areas (66.8%) had the higher community health management prevalence than the urban areas (57.7%). The eastern, central, and western regions had the community health management prevalences of 61.1%, 58.4%, and 69.4%, respectively. The standardized community health management prevalence of hypertension patients aged 35 and above who received community health management was 52.3%, 52.4% for males, and 52.2% for females. The standardized community health management prevalences were 56.7%, 52.0%, and 51.8% in the groups aged 35-44, 45-59, and 60 and above, respectively. The urban areas (53.0%) had the slightly higher standardized community health management prevalence than the rural areas (51.7%), and the eastern, central, and western regions had the standardized community health management prevalences of 53.3%, 50.7%, and 52.4%, respectively.

3.3 Diabetes

In 2018, the diabetes prevalence among residents aged 18 and above was 11.9%, which was higher in males (12.9%) than in females (10.9%). The prevalence increased with the age groups and was 6.2%, 16.1%, and 24.6% in the groups aged 18-44, 45-59 and 60 and above, respectively. The prevalence in the urban areas (12.6%) was higher than that in the rural areas (11.1%). The prevalence in the eastern, central, and western regions was 12.4%, 12.8%, and 10.0%, respectively.

The diabetes awareness prevalence of knowing their diabetes condition among diabetic patients aged 18 and above was 38.0%, and females (43.1%) had the higher diabetes awareness prevalence than males (33.6%). The diabetes awareness prevalences gradually increased with the age groups and were 23.4%, 41.5%, and 46.8% in the groups aged 18-44, 45-59, and 60 and above, respectively. The urban areas (41.3%) had the higher diabetes awareness prevalence than the rural areas (33.9%). The eastern, central, and western regions had the diabetes awareness prevalences of 38.9%, 37.6%, and 36.7%, respectively.

In 2018, the diabetes treatment prevalence was 34.1% of diabetic patients aged 18 and above and higher in females (38.8%) than in males (30.0%). The prevalences of the groups aged 18-44 (20.1%), 45-59 (37.4%), and 60 and above (42.5%) gradually increased. The urban areas (37.5%) had the higher diabetes treatment prevalence than the rural areas (29.9%), and the eastern, central, and western regions had the diabetes treatment prevalences of 34.8%, 34.2%, and 32.3%, respectively. The diabetes treatment prevalence among already diagnosed diabetic patients with self diabetes condition awareness was 89.7%, which was similar between males and females.

The diabetes treatment prevalence in the group aged 18-44 (86.1%) was slightly lower than that in groups aged 45-59 (90.1%) and 60 and above (90.8%). The diabetes treatment prevalence of the urban areas (90.7%) was slightly higher than that of the rural areas (88.1%). The diabetes treatment prevalences in the eastern, central, and western regions were 89.5%, 91.0%, and 87.9%, respectively.

The diabetes control prevalence was 33.1% in diabetic patients aged 18 and above. The diabetes control prevalence in males (31.5%) was lower than that in females (35.0%). The diabetes control prevalence in the group aged 45-59 (29.1%) was lower than that in the groups aged 18-44 (32.9%) and 60 and above (37.3%). There was no significant difference in the diabetes control prevalence between the urban areas (33.5%) and the rural areas (32.5%). The diabetes control prevalences in the eastern, central, and western regions were 32.9%, 30.9%, and 36.6%, respectively. The diabetes control prevalence for patients who received treatment was 31.5%, in which the prevalence in males (28.8%) was lower than in females (34.0%). The diabetes control prevalence in the group aged 18-44 (45.5%) was higher than those in groups aged 45-59 (26.2%) and 60 and above (30.6%). The urban areas (34.1%) had the higher diabetes control prevalence than the rural areas (27.6%). The eastern, central, and western regions had diabetes control prevalences of 30.3%, 32.8%, and 32.2%.

In 2018, the community health management prevalence was 58.5% among diagnosed diabetic patients aged 35 and above. Males (56.0%) had the lower community health management prevalence than females (60.9%). The community health management prevalences were 49.5%, 56.5%, and 62.9% in the groups aged 35-44, 45-59, and 60 and above, respectively. The rural areas (63.0%) had the higher community health management prevalence than the urban areas (55.5%). The eastern, central, and western regions had the community health management prevalences of 56.6%, 55.0%, and 68.1%, respectively. Among diabetic patients aged 35 and above who received community health management, the standardized community health management prevalence was 52.1%, which was 51.4% and 52.7% for males and females, respectively. The standardized community health management prevalence in the group aged 35-44 (47.3%) was lower than that in the groups aged 45-59 (52.7%) and 60 and above (52.7%). The standardized community health management prevalences in urban areas (51.8%) and rural areas (52.6%) were similar. The standardized community health management prevalences in the eastern, central, and western regions were 51.6%, 53.1%, and 51.9%, respectively.

3.4 Dyslipidemia

In 2018, the prevalence of hypercholesterolemia was 8.2% in residents aged 18 and above. Males (8.4%) had the similar prevalence to females (8.0%). The prevalence gradually increased in the groups aged 18-44 (5.5%), 45-59 (11.2%) and 60 and above (12.7%), and the urban areas (8.1%) and the rural areas (8.3%) had the similar prevalence. The prevalence in the eastern, central, and western regions were 9.3%, 6.9%, and 8.0%, respectively.

The prevalence of high low-density lipoprotein cholesterol was 8.0% in residents aged 18 and above. There was no significant difference in the prevalences between males (8.1%) and females (7.8%). The prevalence in the groups aged 18-44 (5.5%), 45-59 (10.6%), and 60 and above (12.4%) increased gradually. The urban and rural areas had the prevalence of 8.3% and 7.7%, respectively. The eastern region (9.9%) had the higher prevalence than the central (6.8%) and the western (6.1%) regions.

The prevalence of low high-density lipoprotein cholesterol was 20.9% in residents aged 18 and above. The prevalence in males (28.9%) was higher than that in females (13.0%). The prevalence gradually decreased in the groups aged 18-44 (22.4%), 45-59 (20.6%), and 60 and above (16.4%). The prevalence in the urban areas (22.3%) was higher than in rural areas (19.4%) and was 18.9%, 24.1%, and 20.5% in the eastern, central, and western regions, respectively.

The prevalence of hypertriglyceridemia was 18.4% in residents aged 18 and above. The prevalence in males (23.6%) was higher than that in females (13.2%). The group aged 45-59 (22.0%) had the higher prevalence than groups aged 18-44 (17.1%) and 60 and above (17.1%). The prevalence in the urban and rural areas was 18.8% and 17.9%, respectively. The eastern, central, and western regions had the prevalence of 16.7%, 18.5%, and 20.9%, respectively.

3.5 Hyperuricemia

In 2018, the prevalence of hyperuricemia was 14.0% among residents aged 18 and above, which was significantly higher in males (24.5%) than in females (3.6%). Among male residents, the group aged 18-44 (28.9%) had the higher prevalence than the groups aged 45-59 (18.7%) and 60 and above (18.0%). Among female residents, the group aged 60 and above (6.0%) had the higher prevalence than the group aged 18-44 (3.1%) and 45-59 (3.1%). The prevalence of the urban regions (16.2%) was higher than that of the rural regions (11.7%). The prevalence of the eastern, central and western regions was 17.1%, 10.6%, and 13.0%, respectively.

3.6 Chronic kidney disease

In 2018, the prevalence of chronic kidney disease was 8.2% among residents aged 18 and above, and there was no significant difference between males and females. The prevalence of chronic kidney disease increased gradually in the groups aged 18-44 (4.5%), 45-59 (8.4%), and 60 and above (20.1%). The prevalence in the urban areas (7.9%) was slightly lower than that in the rural areas (8.6%). The prevalence was 7.8%, 8.8%, and 8.2% in eastern, central, and western regions, respectively.

3.7 Allergic diseases

In 2018, the prevalence of allergic diseases was 8.0% in residents aged 18 and above, and the prevalence in males and females was 7.4% and 8.6%, respectively. The prevalence decreased gradually in the groups aged 18-44 (8.9%), 45-59 (7.3%), and 60 and above (6.0%). The prevalence in the urban areas (9.6%) was slightly higher than that in the rural areas (6.3%). The prevalence in the eastern, central, and western regions were 9.7%, 7.1%, and 6.4%, respectively.

第一章　概　述

一、背景

随着我国人口老龄化和人们生活方式的改变，以心脑血管疾病、恶性肿瘤、慢性呼吸系统疾病和糖尿病等为主的慢性病已成为影响我国居民健康的重要因素，从而使社会经济发展面临严重挑战。最新的全球疾病负担研究结果显示，我国居民每年约有 791.6 万人死于慢性病，占全部死亡人数的 86.6%，位居死亡前三位的慢性病依次为心血管疾病、恶性肿瘤和呼吸系统疾病。在中国开展慢性病及危险因素监测，建立国家慢性病及危险因素监测数据库，动态掌握我国慢性病危险因素、主要慢性病流行现状和变化趋势，科学制定和评价慢性病预防控制策略和措施，是实现"健康中国"目标的必要保障之一。

中国疾控中心慢病中心于 2004—2013 年，先后开展了四次针对我国常住居民的慢性病及危险因素监测工作，并于 2012 年开展了针对我国流动人口的慢性病及危险因素流行状况专题调查。为贯彻落实《"健康中国 2030"规划纲要》《中国防治慢性病中长期规划（2017—2025 年）》和《中国食物与营养发展纲要（2014—2020 年）》，响应《预防控制非传染性疾病全球行动计划（2013—2020 年）》和《全球非传染疾病预防控制综合监测框架（含指标）和自愿性目标（2013—2025）》，根据《国家卫生计生委办公厅关于印发中国居民慢性病与营养监测工作方案（试行）的通知》（国卫办疾控函〔2014〕814 号）的要求，中国疾控中心于 2014 年在国家卫生健康委员会疾控局的领导下，通过整合多部门资源和技术力量，构建了中国居民慢性病与营养监测体系，将原中国慢性病及危险因素监测和原中国居民营养与健康状况监测两项工作整合形成中国成人慢性病与营养监测，并于 2015 年开展了现场调查。通过长期、连续、系统地收集和分析居民慢性病和营养健康状况及影响因素信息，及时发布和利用相关数据，为制定和实施慢性病防控与营养改善策略和措施、评价防控效果提供循证依据，同时不断提高国家和省级疾控中心慢性病与营养监测和信息化管理水平。

2018 年，根据《中国疾病预防控制中心关于做好 2018 年中国成人慢性病与营养监测现场调查工作的通知》（中疾控慢社发〔2018〕47 号）文件要求，中国疾控中心慢病中心牵头组织开展了中国慢性病及危险因素监测现场调查。本次监测在全国 31 个省（自治区、直辖市）的 298 个监测县（区）和新疆生产建设兵团的 4 个师开展，共调查超过 18 万名 18 岁及以上城乡居民。监测数据具有全国代表性和省级代表性。监测的内容包括询问调查、身体测量和实验室检测。

二、监测目的

掌握我国成人主要慢性病及危险因素的流行现状及变化趋势。建立相关数据共享平台与机制，加强数据分析与利用，发布权威信息，为政府制定慢性病防控策略和措施及评估防控效果提供科学依据。优化各级疾控机构工作资源，建立一支业务素质高、技术能力强的监测队伍。

三、监测对象、内容与方法

（一）监测对象

调查前 12 个月内在监测点地区累计居住 6 个月以上且年龄≥18 岁的居民。孕妇、认知障碍、严重疾病行动不便或残障居民不纳入调查。

（二）监测内容及方法

监测包括询问调查、身体测量和实验室检测三部分内容。

（1）询问调查：询问调查采用区域、家庭和个人三种调查问卷收集信息。区域问卷包括监测点所辖区域内人口、经济、社会、医疗卫生保健及慢性病防控等方面的基本信息。家庭问卷包括家庭成员基本情况和经济收入、调查对象的一般情况等。个人问卷包括主要慢性疾病的患病、控制情况及家族史、吸烟、饮酒、饮食习惯和身体活动状况等。区域问卷通过查阅资料、走访当地统计、卫生行政部门等采集信息。家庭和个人问卷由调查员以面对面询问调查方式采集信息。

（2）身体测量：由调查员采用标准方法集中进行身体测量。测量所有调查对象的身高、体重、腰围和血压。身高测量采用金属立柱式身高计，精确到 0.1cm。体重测量采用电子体重秤，精确度到 0.1kg。腰围测量采用腰围尺，精确到 0.1cm。血压测量采用电子血压计，精确到 1mmHg。所有测量仪器均应符合国家计量认证要求。测量方法均符合《人群健康监测人体测量方法》（WS/T 424—2013）标准要求。

（3）实验室检测：分为样品采集、处理、运输和保存，以及样品检测两部分。采集所有调查对象的空腹静脉血 10ml，检测血红蛋白、空腹血糖、糖化血红蛋白、总胆固醇、甘油三酯、高密度脂蛋白胆固醇、低密度脂蛋白胆固醇、血尿酸、血肌酐、白蛋白和总蛋白。无糖尿病病史的调查对象口服 75g 无水葡萄糖，采集服糖后 2 小时静脉血 2ml，检测服糖后 2 小时血糖。采集所有调查对象的清晨尿液样本 5ml，检测尿肌酐、尿微量白蛋白、尿钠和尿钾。

血糖和血红蛋白由通过实验室性能验证的监测点实验室负责检测。其他生化指标由经国家项目工作组质量考核合格，并有相关资质和认证的中心实验室负责检测。采用己糖激酶法或葡萄糖氧化酶法现场测定血浆血糖，采用 HemoCue 法现场测定血红蛋白，采用高效液相色谱法测定糖化血红蛋白，采用胆固醇氧化酶氨基安替吡啉酚法（CHOD-PAP）测定总胆固醇，采用磷酸甘油氧化酶法测定甘油三酯，采用均相酶比色法测定高密度脂蛋白胆固醇和低密度脂蛋白胆固醇，采用尿酸酶－过氧化物酶法测定血尿酸，采用酶偶联肌氨酸氧化酶法测定血肌酐和尿肌酐，采用免疫透射比浊法测定尿微量白蛋白，采用离子选择电极法测定尿钾和尿钠。

四、抽样设计

（一）抽样原则

（1）保证监测样本在年龄和性别构成方面与全国情况一致，同时兼顾区域（东、中和西部）、城乡和省级的代表性；

（2）保证各省（自治区、直辖市）样本在年龄和性别构成方面与该省（自治区、直辖市）情况一致，同时考虑样本地理分布的均衡性；

（3）兼顾经济有效原则和抽样方案的可行性；

（4）兼顾中国慢性病及危险因素监测和中国居民营养与健康状况监测抽样设计的延续性。

（二）确定监测点

以中国死因监测系统的 605 个监测点为基础，将 31 个省（自治区、直辖市）监测点分别按照各自的城镇化率（高、低）和人口数（高、低）分为 4 层，在每层内选取监测点。选取时尽量考虑地域和城乡等因素的均衡性以及现有工作基础。监测点的数量根据省（自治区、直辖市）的人口规模和分布确定，当监测点数较多时尽量保证每层内均有至少 1 个县（区）被选为监测点。在新疆生产建设兵团抽取 4 个师作为监测点。最终确定 302 个监测点（图 1-1）。

（三）计算样本量

根据监测目的，样本量计算分层方式为：城乡 2 层（地级以上城市市辖区、县级市和县）；地理分布按省分为 31 层，共计 62 层。

样本量采用公式 $N=deff\dfrac{u^2P(1-P)}{d^2}$ 进行计算。其中，各参数的含义及取值如下：

置信水平取 95%（双侧），相应的 u=1.96；

概率 P 取 2013 年监测糖尿病患病率 10.4%；

设计效率 $deff$ 取值为 3；

相对误差 r=20%，d=20%×10.4%。

根据以上参数取值，计算出平均每一层的样本量约为 2 482 人。根据层数（62 层），并考虑无应答率 15%，计算得到总样本量约为 18.1 万人。按照 302 个监测点计算出平均每个监测点的样本量至少为 600 人。即全国计划至少调查 600 人 / 监测点 ×302 个监测点 =181 200 人。

（四）抽样方法及步骤

采用多阶段整群随机抽样方法选择调查对象，各阶段抽样方法如下：

第一阶段抽样：在每个监测点内，采用人口规模排序的系统抽样，随机抽取 3 个乡镇（街道、团）。

第二阶段抽样：在每个抽中的乡镇（街道、团）内，采用人口规模排序的系统抽样，随机抽取 2 个行政村（居委会、连）。

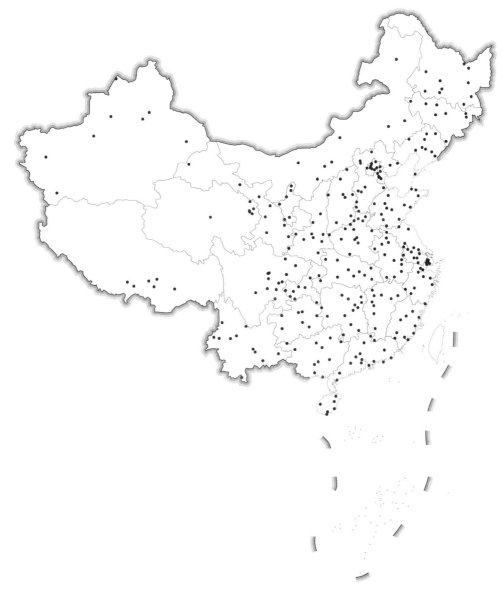

图 1-1　中国慢性病及危险因素监测点分布图

[审图号：GS（2021）5428 号]

第三阶段抽样：在每个抽中的行政村（居委会、连）内，以不少于 60 户为规模将居民户划分为若干个村民／居民小组，采用简单随机抽样抽取 1 个村民／居民小组。

第四阶段抽样：在抽中的村民／居民小组中，采用简单随机抽样抽取 45 户，户中所有符合条件的居民均为调查对象。

最终，每个监测点至少调查 270 户，相应 18 岁及以上居民至少 600 人。

（五）家庭户置换

发生以下情况时，需对抽取的家庭户进行置换：

（1）调查时抽取的家庭户住房已被拆除。

（2）调查时抽取的家庭户已无人居住（如原住户已搬走）。

（3）调查时老住户已搬离，搬入了新住户，如果该新住户的成员满足 18 岁及以上常住居民这一条件，则新住户为被调查户，否则该住户需置换。

（4）调查对象不在家，与当地村 / 居委会联系或直接与该户联系，重新预约调查时间。必须至少联系三次，同一天中的多次联系只算一次。如确定在调查时间内不可能获得调查对象（例如外出打工），则置换家庭户。

（5）调查对象拒绝调查时，尽量说服调查对象配合调查。如调查对象始终不予配合，则与当地村 / 居委会联系，重新安排时间，由调查队长亲自联系或安排另一位更有经验的调查员调查。如仍旧不配合，则予以置换。

（6）抽取的家庭户中没有 18 岁及以上常住居民。

（7）调查对象因健康原因不能接受调查，如孕妇、存在认知或语言障碍等。

置换时，选取与调查户在同一村民 / 居民小组中未被抽中的家庭户，或相邻村民 / 居民小组中的家庭户进行置换，每个监测点家庭户的总置换率应控制在 15% 以下。

五、数据库结构及统计分析方法

（一）数据库结构

本次监测数据经在线数据管理平台录入，并利用 SQL 数据库进行管理（图 1-2）。根据监测内容，监测数据可分为家庭问卷信息（90 个变量）、个人问卷和身体测量信息（489 个变量）、监测点区域问卷信息（29 个变量）、血糖和血红蛋白相关数据（27 个变量），以及血脂、糖化血红蛋白、血肌酐、尿肌酐、尿微量白蛋白等数据（17 个变量）。其中，家庭问卷和个人问卷根据具体调查内容可细分为多个子数据库。各数据库通过个人编码、采血编码和家庭户编码进行关联合并。

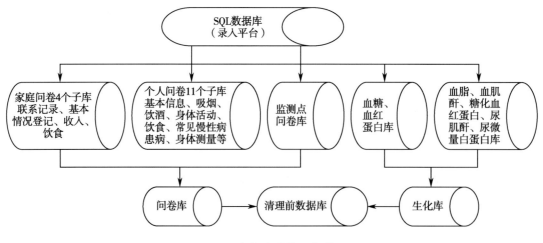

图 1-2　数据库结构及关联图

（二）数据清理

本次监测制定了统一的数据清理方案，数据清理包括对重复数据的剔除，对缺失值、逻辑错误和离群值的判断及处理，对重要信息（年龄、性别）的填补和纠正，以及对所有数据错误的统计报告，见图 1-3。

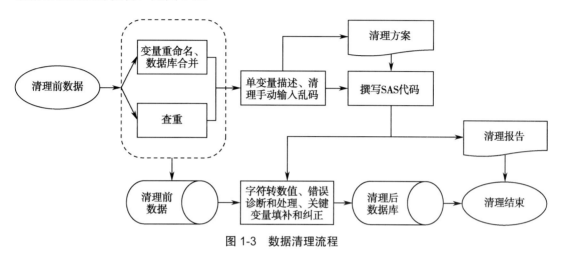

图 1-3　数据清理流程

（三）数据分析方法

1. **统计分析**　由于新疆生产建设兵团抽样设计的独立性，本报告未将其包含的 4 个监测点数据纳入分析，最终分析仅包含来自 31 个省（自治区、直辖市）的 298 个监测点数据。分析主要以年龄、性别、城乡和区域（东部、中部、西部）作为分层因素，采用率、构成比、均数等指标进行统计描述。为使监测结果能够对我国 18 岁及以上居民实现更优估计，监测结果采用复杂抽样加权的方法调整。全部统计分析使用 SAS 9.4 软件完成。

2. **加权调整**　由于本次监测采用了多阶段复杂抽样设计，需对样本进行抽样加权。又由于抽样造成了某些重要指标在样本与总体分布上的偏差（主要为年龄和性别的偏差），需进一步对样本结构进行事后分层调整。

（1）抽样权重：按照本次监测的抽样设计，样本个体的抽样权重 W_{design} 的计算如下：

$$W_{design}=W_{d1}\times W_{d2}\times W_{d3}\times W_{d4}\times W_{d5}$$

其中 W_{d1} 为样本县 / 区的抽样权重，其值为简单随机抽样下样本所在分层县 / 区总数除以抽中的县 / 区数。

W_{d2} 为样本乡镇 / 街道的抽样权重，其值为按照人口规模大小排序后的系统抽样下样本所在县 / 区乡镇 / 街道总数除以抽中的乡镇 / 街道数。

W_{d3} 为样本村 / 居委会的抽样权重，其值为按照人口规模大小排序后的系统抽样下样本所在乡镇 / 街道村 / 居委会总数除以抽中的村 / 居委会数。

W_{d4} 为样本村民 / 居民小组的抽样权重，其值为样本所在村 / 居委会村民 / 居民小组的总数。

W_{d5} 为样本家庭户的抽样权重，其值为在简单随机抽样下样本所在村民 / 居民小组家庭户的总数除以抽中的家庭户数。

（2）无应答权重：样本个体的无应答权重 $W_{nonresponse}$ 为家庭户所有应参加个人问卷调查的总人数除以该家庭户实际参加个人问卷调查的总人数。

（3）事后分层权重：考虑的分层因素为省 31 层、城乡 2 层、性别 2 层、年龄 12 层（18~24 岁，25~29 岁，30~34 岁，35~39 岁，40~44 岁，45~49 岁，50~54 岁，55~59 岁，60~64 岁，65~69 岁，70~74 岁，75 岁~），最后共分为 1 488 层。

将用抽样权重和无应答权重加权的监测样本与全国第六次人口普查人口数均按照上述因素进行分层后，每层事后分层权重 $W_{ps,k}$ 的计算如下：

$$W_{ps,k} = \frac{人口普查在第\,k\,层的人口数}{样本在第\,k\,层抽样权重与无应答权重乘积之和}$$

样本个体的最终权重：$W = W_{design} \times W_{nonresponse} \times W_{ps,k}$

六、分析指标相关定义和标准

（一）慢性病危险因素

1. 吸烟行为

现在吸烟者：调查时仍在吸烟的人，包括每日吸烟者和偶尔吸烟者。

每日吸烟者：调查时每天都吸烟的人。

现在吸烟率：现在吸烟者在总人群中所占的比例。

每日吸烟率：每日吸烟者在总人群中所占的比例。

日平均吸烟量：吸机制卷烟的现在吸烟者吸机制卷烟的日平均支数。

戒烟者：过去曾吸过烟，但调查时已不再吸烟的人。

戒烟率：戒烟者在所有曾经和现在吸烟者中所占的比例。

成功戒烟率：调查时已戒烟 2 年及以上者在所有吸烟者中所占的比例。

二手烟暴露率：现在不吸烟者中，通常情况下每周至少 1 天暴露于二手烟的人所占的比例。

2. 饮酒行为

饮酒：喝过购买或自制的各类含有乙醇成分的饮料，包括啤酒、果酒、白酒、黄酒、糯米酒、青稞酒等。

饮酒者日均酒精摄入量：饮酒者平均每天摄入的酒精克数。

危险饮酒：按照世界卫生组织（World Health Organization，WHO）*International Guide for Monitoring Alcohol Consumption and Related Harm* 的指标定义，指男性饮酒者日均酒精摄入量大于等于 41g 并且小于 61g 的饮酒行为，女性饮酒者日均酒精摄入量大于等于 21g 并且小于 41g 的饮酒行为。

有害饮酒：按照 WHO *International Guide for Monitoring Alcohol Consumption and Related Harm* 的指标定义，指男性饮酒者日均酒精摄入量为 61g 及以上的饮酒行为，女性饮酒者日均酒精摄入量为 41g 及以上的饮酒行为。

过去 30 天饮酒率：过去 30 天内有饮酒行为者在总人群中所占的比例。

过去 12 个月饮酒率：过去 12 个月内有饮酒行为者在总人群中所占的比例。

危险饮酒率：具有危险饮酒行为者占饮酒者的比例。

有害饮酒率：具有有害饮酒行为者占饮酒者的比例。

饮酒者单次大量饮酒率：根据 WHO《全球非传染性疾病预防控制综合监测框架（含指标）和自愿性目标（2013—2025）》的指标定义，指过去 30 天内，单次酒精摄入量超过 60g 的次数≥1 次的饮酒者占过去 12 个月内有饮酒行为者的比例。

本报告中，高度白酒的酒精度按 52% 计算，低度白酒为 38%；啤酒为 4%；黄酒、糯米酒为 18%；葡萄酒为 10%。

3. 膳食

蔬菜：各类未经特殊加工（如腌、晒、泡制等）的新鲜蔬菜。

水果：各类未经特殊加工（如腌、晒、泡制、蒸、煮等）的新鲜水果。

红肉：各类未经特殊加工（如腌、熏、酱等）的新鲜或冷冻的家畜肉，包括猪肉、牛肉、羊肉等。

日均蔬菜水果摄入不足：按照 WHO《全球非传染性疾病预防控制综合监测框架（含指标）和自愿性目标（2013—2025）》的指标定义，日均蔬菜和水果类摄入量低于 400g 被视为摄入不足。

红肉摄入过多：根据世界癌症研究基金会《食物、营养、身体活动和癌症预防》的推荐，猪肉、牛肉、羊肉等红肉类食物日均摄入量按生重计不应超过 100g。本报告将日均摄入量在 100g 及以上视为红肉摄入过多。

蔬菜水果摄入不足率：日均蔬菜水果摄入不足者在总人群中所占的比例。

红肉摄入过多率：日均红肉摄入量过多者在总人群中所占的比例。

4. 身体活动

经常锻炼率：每周至少三天参加业余锻炼，每天锻炼持续 10 分钟以上者在总人群中所占的比例。

从不锻炼率：通常一周中从不参加锻炼者在总人群中所占的比例。

身体活动不足：按照 WHO《全球非传染性疾病预防控制综合监测框架（含指标）和自愿性目标（2013—2025）》的指标定义，指通常一周内总活动时间（高强度活动时间×2、中等强度活动时间）不足 150 分钟。

身体活动不足率：身体活动不足者在总人群中所占的比例。

静态行为：除睡觉以外，安静地坐着、靠着或躺着，包括坐着工作、学习、阅读、看电视、用电脑、休息等静态行为。

屏幕时间：在屏幕前安静地坐着、靠着或躺着看屏幕的时间，包括看电视、使用电脑、玩电子游戏、使用手机等。

（二）主要慢性病患病情况

1. 肥胖

体质指数（body mass index，BMI）的计算公式为：BMI= 体重（kg）/ 身高（m）^{2}。

低体重、正常体重、超重和肥胖：按照中华人民共和国卫生行业标准《成人体重判定》（WS/T 428—2013）标准：BMI<18.5kg/m^2 为低体重；18.5≤BMI<24.0kg/m^2 为正常体重；

$24.0kg/m^2 \leq BMI < 28kg/m^2$ 为超重；$BMI \geq 28kg/m^2$ 为肥胖。

超重率：BMI 值达到超重范围者在总人群中所占的比例。

肥胖率：BMI 值达到肥胖范围者在总人群中所占的比例。

健康体重率：BMI 值达到正常体重范围者在总人群中所占的比例。

中心型肥胖：按照中华人民共和国卫生行业标准《成人体重判定》（WS/T 428—2013），男性腰围≥90cm、女性腰围≥85cm 定义为中心型肥胖。

中心型肥胖率：腰围达到中心型肥胖范围者在总人群中所占的比例。

2. **高血压及其控制**

按照《中国高血压防治指南（2018 版）》成人高血压标准：在未使用抗高血压药物的情况下，收缩压≥140mmHg（18.6kPa）和 / 或舒张压≥90mmHg（12kPa）。血压共测量三次，两次间隔大于一分钟，以后两次测量结果的平均值作为最终血压测量结果。

高血压患者：收缩压≥140mmHg 和 / 或舒张压≥90mmHg 者，或已被乡镇（社区）及以上级别医院确诊为高血压且近 2 周服药者。

高血压患病率：高血压患者在总人群中所占的比例。

高血压知晓率：高血压患者中，本次调查之前即知道自己患高血压者（经乡镇卫生院 / 社区卫生服务中心及以上级别医疗机构医生诊断）所占的比例。

高血压治疗率：高血压患者中，近两周内服用降压药物者所占的比例。

高血压知晓者的治疗率：本次调查之前即知道自己患高血压者中，近两周内服用降压药物者所占的比例。

高血压控制率：高血压患者中，通过治疗血压水平控制在 140/90mmHg 以下者所占的比例。

高血压治疗控制率：两周内服用降压药物的高血压患者中，血压水平控制在 140/90mmHg 以下者所占的比例。

高血压患者社区健康管理率：根据《国家基本公共卫生服务规范（第三版）》要求，已纳入基层医疗卫生机构管理的 35 岁及以上高血压患者在该地区被乡镇（社区）级或以上级别医院确诊的 35 岁及以上高血压患者中所占的比例。

高血压患者规范化健康管理：根据《国家基本公共卫生服务规范（第三版）》要求，纳入高血压患者社区健康管理的人群，同时得到基层医疗卫生机构所提供的每年至少 4 次血压测量和用药、膳食、身体活动、戒烟（其中从不吸烟者除外）、戒酒 / 限酒（其中从不饮酒者除外）5 个方面的指导。

高血压患者规范化健康管理率：纳入健康管理的 35 岁及以上高血压患者中，规范管理者所占的比例。

3. **糖尿病及其控制**

糖尿病患者：按照 1999 年 WHO 以及《中国 2 型糖尿病防治指南（2017 年版）》糖尿病诊断标准，指空腹血糖≥7.0mmol/L 和 / 或服糖后 2 小时（OGTT-2h）血糖≥11.1mmol/L 者，和 / 或已被乡镇（社区）级或以上级别医院确诊为糖尿病者。

糖尿病患病率：糖尿病患者在总人群中所占的比例。

糖尿病知晓率：糖尿病患者中，本次调查检测血糖之前即知道自己患糖尿病者（经乡镇卫生院 / 社区卫生服务中心及以上级别医疗机构医生诊断）所占的比例。

糖尿病治疗率：糖尿病患者中，采取控制和治疗措施者（包括生活方式干预和／或药物治疗）所占的比例。

糖尿病知晓者的治疗率：本次调查之前即知道自己患糖尿病者中，采取措施控制血糖者所占的比例。

糖尿病控制率：糖尿病患者中，目前空腹血糖控制在 7.0mmol/L 及以下者所占的比例。

糖尿病治疗控制率：已采取控制和治疗措施的糖尿病患者中，目前空腹血糖控制在 7.0mmol/L 及以下者所占的比例。

糖尿病患者社区健康管理率：根据《国家基本公共卫生服务规范（第三版）》要求，已纳入基层医疗卫生机构管理的 35 岁及以上糖尿病患者在该地区被乡镇（社区）级或以上级别医院确诊的 35 岁及以上糖尿病患者中所占的比例。

糖尿病患者规范化健康管理：根据《国家基本公共卫生服务规范（第三版）》要求，纳入糖尿病患者社区健康管理的人群，同时得到基层医疗卫生机构所提供的每年至少 4 次血糖测量和用药、膳食、身体活动、戒烟（其中从不吸烟者除外）、戒酒／限酒（其中从不饮酒者除外）5 个方面的指导。

糖尿病患者规范化健康管理率：纳入社区健康管理的糖尿病患者中，规范管理者所占的比例。

糖尿病前期：按照 1999 年 WHO 以及《中国 2 型糖尿病防治指南（2017 年版）》糖尿病前期诊断标准，空腹血糖受损（IFG）定义为空腹血糖为 6.1～6.9mmol/L 且服糖后 2 小时（OGTT-2h）血糖 <7.8mmol/L；糖耐量异常（IGT）定义为空腹血糖 <7.0mmol/L 且服糖后 2 小时（OGTT-2h）血糖为 7.8～11.0mmol/L。IFG 和／或 IGT 被定义为糖尿病前期。

糖尿病前期流行率：未诊断为糖尿病的人群中，糖尿病前期者所占的比例。

4. 血脂异常

总胆固醇（total cholesterol，TC）≥6.22mmol/L（240mg/dl）为高胆固醇血症；高密度脂蛋白胆固醇（high density lipoprotein cholesterol，HDL-C）<1.04mmol/L（40mg/dl）为低高密度脂蛋白胆固醇血症；低密度脂蛋白胆固醇（low density lipoprotein cholesterol，LDL-C）≥4.14mmol/L（160mg/dl）为高低密度脂蛋白胆固醇血症；甘油三酯（triglyceride，TG）≥2.26mmol/L（200mg/dl）为高甘油三酯血症。

高胆固醇血症患病率：高胆固醇血症者在总人群中所占的比例。

高甘油三酯血症患病率：高甘油三酯血症者在总人群中所占的比例。

高低密度脂蛋白胆固醇血症患病率：高低密度脂蛋白胆固醇血症者在总人群中所占的比例。

低高密度脂蛋白胆固醇血症患病率：低高密度脂蛋白胆固醇血症者在总人群中所占的比例。

5. 高尿酸血症

按照《中国高尿酸血症相关疾病诊疗多学科专家共识》标准，将血尿酸水平>420μmol/L（7mg/dl）定义为高尿酸血症。高尿酸血症患病率为高尿酸血症者在总人群中所占的比例。

6. 慢性肾病

按照改善全球肾脏病预后组织（KDIGO）发布的 *KDIGO 2012 Clinical Practice*

Guideline for Evaluation and Management of Chronic Kidney Disease 标准，肾小球滤过率（estimated glomerular filtration rate，eGFR）<60ml/（min·1.73m²）或尿蛋白/肌酐比值>30mg/g 定义为慢性肾病。慢性肾病患病率指符合 KDIGO 慢性肾病诊断标准者在总人群中所占的比例。

7. 过敏性疾病

过敏性疾病患病率：指自报被医生诊断为过敏性鼻炎、荨麻疹、过敏性结膜炎、哮喘、皮炎湿疹等过敏性疾病者在总人群中所占的比例。

七、质量控制

为了保证监测数据的真实可靠，中国疾控中心慢病中心制定了严格的质控工作方案，建立了国家、省和监测点三级质量控制系统，在调查的前期、中期和后期对各个环节实施严格的质量控制，包括方案的设计与修订、统一调查工具、信息收集与管理平台建设、培训、现场调查、实验室检测等；设置相应的质控方法和指标，在整个调查的实施阶段进行了实时动态质量监控，一旦发现质量问题及时反馈、纠正，防止错偏的扩散。各阶段的具体质控内容及主要质控结果如下：

（一）现场调查前期的质量控制

1. **监测方案及问卷论证**　中国疾控中心慢病中心组成监测方案及问卷修订小组，负责组织开展方案及问卷的修订；同时组成方案及问卷修订专家咨询组，为方案及问卷的制定提供技术支持。对整个修订过程进行记录，留存各类文字、音像资料。

2. **现场工作人员要求**　所有参加本次监测的工作人员，必须经过培训并且考核合格。各监测点成立现场调查工作队，调查队设负责人、质量控制员、问卷调查员、体测员及实验室工作人员。明确各类人员的分工、职责和要求，各司其职确保现场调查工作的质量。

3. **技术资料及调查工具准备**　统一调查所需技术资料、调查工具以及实验室检测方法和耗材。调查工作手册以及培训资料等技术资料由中国疾控中心慢病中心编制并制成标准的电子版格式，各地根据需求自行印刷。中国疾控中心慢病中心负责构建信息收集与管理平台，规定调查所需工具品牌规格，各省（自治区、直辖市）根据要求统一采购或安排监测点自行采购。实验室所需耗材通过招标由中标公司统一提供。

4. **培训**　本次监测采取国家和省级培训的方式进行人员培训，其中国家级培训对象为省级师资和监测点技术骨干，共培训省级师资 135 人，监测点技术骨干 780 人，学员综合考评合格率达到 100%，优秀率达到 95%。省级负责开展对各监测点所有工作人员的培训，共培训调查人员 7 320 人，并全部考核合格。

5. **监测点实验室性能验证**　本次监测的空腹及餐后 2 小时血糖检测在监测点实验室完成。为了保证血糖检测的质量和准确性，参照国内和国际建议标准，制定客观的检测性能评价标准和每日室内质量控制的判断规则，在信息收集与管理平台构建血糖检测质控系统，具有考核和评价各监测点实验室的血糖检测性能验证通过情况和每日室内质控的实时判断提示功能；同时，质量监控小组可以浏览和查阅各监测点的检测数据通过情况，发现问题及时提醒和解决问题。各监测点参与血糖检测的实验室必须在现场调查前 1 周按照方案要求完成两水平 20 次重复性精密度检测和两水平连续 3 天中间精密度检测的实验室性能验证。只有通过性能验证后才能开展现场调查工作。最终，全国 302 个监测点全部录入血糖检测性能验证数据并达到了质量控制的要求，即血糖检测的重复性精密度变异系数（CV）均在 3.3% 以内，中间精密度 CV 在 5% 以内。

血脂、糖化血红蛋白、血尿酸、血肌酐、尿肌酐、尿微量白蛋白等生化检测由中心实验室完成。检测开始前，对所有检测项目建立标准操作流程，完成所有项目的性能验证，确保检测的准确性。

6. **抽样**　中国疾控中心慢病中心对监测点人口资料的准确性提出要求并制定了抽样方案，国家、省级和监测点疾控中心通过信息收集与管理平台共同完成抽样工作。抽样人员必须严格按照抽样方案进行抽样，并将抽样信息上报中国疾控中心慢病中心审核后确定调查对象信息。

（二）现场调查阶段的质量控制

1. **现场准备**　为保证现场调查工作的顺利进行，各地积极开展宣传员工作，争取村（居委会）以及当地政府部门的理解与支持。对抽中的每个家庭及调查对象，进行耐心、反复的沟通，争取他们的配合。最终纳入分析的有效样本的置换率为 4.4%。

现场调查前参照现场调查物资清单清点调查工具和资料，设专人负责调查物资的管理、调试及校准。

2. **现场调查总体质量控制**

（1）集中调查质控措施：包括保证调查工作开展所必需的工作场所、人员、设备等条件，调查场所设置包括登记区、询问调查区、身体测量区和血样采集及处理区，避免相互干扰，保护被调查者的隐私。所有询问调查进行同期录音。血压测量全部在单独房间内进行。

（2）现场调查督导：要求省级疾控中心对辖区所有的监测点进行督导，中国疾控中心慢病中心对部分省份第一个启动的监测点进行督导。要求省级疾控中心对本省第一个启动的监测点进行督导和技术指导，其他监测点的技术骨干进行观摩学习。31 个省级疾控中心和新疆生产建设兵团疾控中心中，27 个省级疾控中心按照国家方案要求对各自所辖的全部监测点进行了督导，4 个省级疾控中心和新疆生产建设兵团疾控中心对部分自所辖监测点进行了督导，共督导 288 个监测点，占全部监测点的 95.4%。

（3）询问调查：要求省级疾控中心对所辖每个监测点进行在线问卷核查工作，核查比例不低于 10%。每份问卷中对与录音不符合的结果均进行了及时纠正。

（4）身体测量：身高、体重、腰围和血压的测量要求每项由 2 名测量员完成。省级督导员累计对 1.7% 的对象进行了身体测量数据的复核，各指标总体复核一致率达到 95%。省级督导员在每个监测点血压测量项目抽取至少 5 名调查对象进行复核测量，以督导员测量结果为标准，与测量员测量结果进行比对，发现问题及时纠正。各省共计复测血压 3 093 人，收缩压和舒张压复核一致率（测量员与督导员测量均值之差，收缩压<10mmHg，舒张压<10mmHg）分别为 96.4% 和 97.8%。

（5）血样采集、处理、运输与保存：中国疾控中心慢病中心对调查现场血样采集与处理的场所、操作流程、保存条件等严格要求。国家级和省级现场督导时，检查血样离心、分装、保存和血糖检测各环节，发现问题及时纠正。

（6）实验室检测

1）血糖检测质控：监测点实验室血糖检测开始后，进行每日血糖检测质控。将各监测点在性能验证阶段累积的中间精密度检测数据作为日常检测时各浓度判断质控数据的靶值和标准差。每个检测工作日均进行质控，正式检测调查样本前先做一次两个浓度水平的质控样本，质控结果满意后开始检测调查样本；当天全部检测工作结束后再进行一次质控检测。分析每日室内质控测定的数据，共计上传室内质控数据 5 596 个，监控软件判断为失控的有 142 个，已上传数据的监测点实验室总体血糖检测室内质控失控率为 2.5%（142/5 569）；根据美国国家临床生化学院（NACB）关于糖尿病实验室诊断临床要求血糖检测精密度 CV<2.9% 的分析标准，两个浓度水平（低、高）血糖检测室内质控 CV<2.9% 的实验室占监测点实验室总数的比例分别为 98.3%、99.7%，平均为 99.0%。各监测点每日室内质控测定 CV 值分布情况见表 1-1。

表 1-1　各监测点血糖检测每日室内质控测定 CV 值分布

浓度	总例数	CV<2.9%		2.9%≤CV≤5.0%		CV>5.0%	
		例数	比例 /%	例数	比例 /%	例数	比例 /%
1	293	288	98.3	5	1.7	0	0.0
2	293	292	99.7	1	0.3	0	0.0
合计	586	580	99.0	6	1.0	0	0.0

每日的血样检测开始前和结束后均须检测质控样品。如果质控样品检测结果出现失控，则该日血样检测结果无效，必须查出问题、采取纠正措施并重新检测，直至质控样品检测结果在控后再重复检测血样。每个工作日检测一次盲样并上报数据。由专人每日核查各地上传的盲样检测结果，发现问题及时与监测点实验室联系，查找原因，及时纠正。

2）中心实验室生化指标检测质控：按照卫生部临床检验中心颁布的临床实验室质量控制规范，使用各实验室商品质控品和统一制备的新鲜冰冻血清样本分别进行每日的质量控制。每个检测项目使用商品质控品每天进行若干次两个水平的质控样品检测，分别在样本检测开始前、间隔 150～200 份样本、检测结束后进行；血清检测项目使用两个水平的新鲜冰冻血清样本每日测定一次。对可能影响检测结果的溶血、脂血等标本的状况进行记录。定期进行实验室间比对，保证检测结果的准确性。中国疾控中心慢病中心对中心实验室开展飞行质控，比对同一批次冰冻血清检测结果。血脂、糖化血红蛋白、血尿酸、血肌酐、尿肌酐、尿微量白蛋白检测的质量控制结果分别见表 1-2。

表 1-2　主要实验室指标检测商品质控品质量控制结果　　　　　　　　单位：%

类型	实验室 I　CV		实验室 II　CV		实验室 III　CV	
	水平 1	水平 2	水平 1	水平 2	水平 1	水平 2
总胆固醇	1.0	0.7	1.7	1.3	1.3	1.2
甘油三酯	0.9	0.9	3.4	2.6	1.7	1.3
高密度脂蛋白胆固醇	3.0	1.1	2.3	1.9	2.0	2.6
低密度脂蛋白胆固醇	1.2	0.8	1.5	1.3	1.4	1.2

类型	实验室Ⅰ CV		实验室Ⅱ CV		实验室Ⅲ CV	
	水平 1	水平 2	水平 1	水平 2	水平 1	水平 2
糖化血红蛋白	1.4	0.8	0.9	0.7	1.5	0.9
血尿酸	1.4	1.9	1.5	1.3	1.3	1.1
血肌酐	1.3	0.9	1.1	1.1	1.5	1.2
尿肌酐	0.9	0.8	2.3	1.4	1.0	1.0
尿微量白蛋白	2.4	1.7	3.7	3.3	4.0	2.3

（三）现场调查后期的质量控制

中国疾控中心慢病中心工作组及专家组经多次讨论确定数据清理和分析方案，两组人员独立撰写数据清理程序并合并清理结果，发现问题及时与监测点沟通、核对。本次 302 个监测点应调查 181 200 人，实际调查 187 301 人。其中，298 个监测点实际调查 184 876 人，删除 367 条个人关键信息缺失的记录，298 个监测点共计 184 509 名调查对象的信息被纳入分析，数据各个部分的完整率均超过 99.5%。

由两组人员严格按照数据分析方案独立编写分析程序、分析结果并校对结果。数据清理和分析的结果除内部进行比对查错以外，还接受外部专家对程序和结果的审核。

第二章 调查结果

第一节 调查对象基本情况

一、不同地区调查对象性别、年龄分布

本次调查 18 岁及以上有效样本 184 509 人，其中男性 81 918 人，占 44.4%，女性 102 591 人，占 55.6%，女性比例高于男性；18~44 岁、45~59 岁、60 岁及以上人群的样本量分别为 41 213 人（22.3%）、68 870 人（37.3%）、74 426 人（40.4%）。

城市居民 75 192 人，占 40.8%，农村居民 109 317 人，占 59.2%，农村居民比例高于城市。东、中、西部地区分别为 68 562 人（37.2%）、53 127 人（28.8%）、62 820 人（34.0%）。见表 2-1-1、表 2-1-2。

表 2-1-1　不同性别、年龄、地区调查样本数　　　　　　单位：人

分组		合计				城市				农村			
		小计	东部	中部	西部	小计	东部	中部	西部	小计	东部	中部	西部
合计	小计	184 509	68 562	53 127	62 820	75 192	34 325	20 817	20 050	109 317	34 237	32 310	42 770
	18~44 岁	41 213	14 591	10 127	16 495	16 748	7 490	4 389	4 869	24 465	7 101	5 738	11 626
	45~59 岁	68 870	24 473	20 777	23 620	27 044	11 679	7 802	7 563	41 826	12 794	12 975	16 057
	60 岁及以上	74 426	29 498	22 223	22 705	31 400	15 156	8 626	7 618	43 026	14 342	13 597	15 087
男性	小计	81 918	29 996	23 392	28 530	31 786	14 569	8 546	8 671	50 132	15 427	14 846	19 859
	18~44 岁	17 332	6 070	4 104	7 158	6 797	3 085	1 687	2 025	10 535	2 985	2 417	5 133
	45~59 岁	29 295	10 214	8 713	10 368	10 856	4 695	3 059	3 102	18 439	5 519	5 654	7 266
	60 岁及以上	35 291	13 712	10 575	11 004	14 133	6 789	3 800	3 544	21 158	6 923	6 775	7 460
女性	小计	102 591	38 566	29 735	34 290	43 406	19 756	12 271	11 379	59 185	18 810	17 464	22 911
	18~44 岁	23 881	8 521	6 023	9 337	9 951	4 405	2 702	2 844	13 930	4 116	3 321	6 493
	45~59 岁	39 575	14 259	12 064	13 252	16 188	6 984	4 743	4 461	23 387	7 275	7 321	8 791
	60 岁及以上	39 135	15 786	11 648	11 701	17 267	8 367	4 826	4 074	21 868	7 419	6 822	7 627

表 2-1-2　不同性别、年龄、地区调查对象构成　　　　　　单位：%

分组		合计				城市				农村			
		小计	东部	中部	西部	小计	东部	中部	西部	小计	东部	中部	西部
合计	小计	100.0	100.0	100.0	100.0	100.0	100.0	100.0	100.0	100.0	100.0	100.0	100.0
	18~44 岁	22.3	21.3	19.1	26.3	22.3	21.8	21.1	24.3	22.4	20.7	17.8	27.2
	45~59 岁	37.3	35.7	39.1	37.6	36.0	34.0	37.5	37.7	38.3	37.4	40.2	37.5
	60 岁及以上	40.4	43.0	41.8	36.1	41.7	44.2	41.4	38.0	39.3	41.9	42.0	35.3

续表

分组		合计				城市				农村			
		小计	东部	中部	西部	小计	东部	中部	西部	小计	东部	中部	西部
男性	小计	44.4	43.8	44.0	45.4	42.3	42.4	41.1	43.2	45.9	45.1	45.9	46.4
	18~44 岁	9.4	8.9	7.7	11.4	9.1	9.0	8.1	10.1	9.6	8.7	7.4	12.0
	45~59 岁	15.9	14.9	16.4	16.5	14.4	13.7	14.7	15.4	16.9	16.1	17.5	17.0
	60 岁及以上	19.1	20.0	19.9	17.5	18.8	19.7	18.3	17.7	19.4	20.3	21.0	17.4
女性	小计	55.6	56.2	56.0	54.6	57.7	57.5	58.9	56.8	54.1	54.9	54.1	53.6
	18~44 岁	12.9	12.4	11.3	14.9	13.2	12.8	13.0	14.2	12.7	12.0	10.3	15.2
	45~59 岁	21.4	20.8	22.7	21.1	21.5	20.3	22.7	22.3	21.4	21.2	22.7	20.6
	60 岁及以上	21.3	23.0	21.9	18.6	23.0	24.4	23.2	20.3	20.0	21.7	21.1	17.8

二、不同地区调查对象的教育水平、婚姻状况、职业和民族分布

调查样本中，文盲/半文盲、小学、初中、高中或中专、大专及以上教育水平者的比例依次为29.6%、20.1%、30.3%、13.0%、7.0%。农村小学及以下文化程度者的比例（60.9%）明显高于城市（33.2%），而城市高中或中专及以上学历者所占比例（33.5%）明显高于农村（10.8%）。

调查样本中，已婚/同居者比例最高，占90.6%，离婚/丧偶者占6.2%，单身者占3.2%。

调查样本中，农林牧渔水利人员最多，占43.8%；其次为家务人员，占15.5%；离退休人员、其他劳动者、未就业人员、商业服务人员、技术人员分别占11.1%、8.7%、5.3%、4.7%、4.0%，军人所占比例最少为0.1%。

调查样本中，汉族居民所占比例最高，为87.5%；藏族居民其次，为2.0%。见表 2-1-3。

表 2-1-3 不同性别、年龄、地区调查对象构成   单位：%

分组	合计				城市				农村			
	小计	东部	中部	西部	小计	东部	中部	西部	小计	东部	中部	西部
教育水平												
文盲、半文盲	29.6	23.8	27.8	37.2	17.5	15.0	16.6	22.9	37.8	32.7	35.1	44.0
小学	20.1	18.0	21.3	21.5	15.7	14.0	15.7	18.7	23.1	22.0	24.8	22.8
初中	30.3	32.9	30.9	26.9	33.2	34.7	33.4	30.6	28.3	31.2	29.4	25.1
高中/中专	13.0	15.8	13.6	9.4	19.9	21.1	21.6	16.2	8.3	10.6	8.5	6.2
大专及以上	7.0	9.5	6.4	5.0	13.7	15.2	12.7	11.6	2.5	3.5	2.2	1.9

续表

分组	合计				城市				农村			
	小计	东部	中部	西部	小计	东部	中部	西部	小计	东部	中部	西部
婚姻状况												
单身	3.2	3.2	2.6	3.7	3.7	3.8	3.1	4.4	2.8	2.6	2.2	3.3
已婚/同居	90.6	91.1	90.7	89.9	89.8	90.2	89.7	89.2	91.1	92.1	91.4	90.2
离婚/丧偶/分居	6.2	5.7	6.7	6.4	6.5	6.0	7.2	6.4	6.1	5.3	6.4	6.5
职业												
农林牧渔水利	43.8	30.6	44.2	58.0	20.6	14.3	19.7	32.4	59.8	46.9	59.9	70.0
生产运输	3.1	4.9	2.5	1.9	4.1	5.1	3.1	2.9	2.7	4.5	2.2	1.4
商业服务	4.7	6.5	4.1	3.1	7.5	8.6	6.8	6.3	2.7	4.4	2.4	1.7
行政干部	1.5	1.8	1.5	1.3	2.4	2.4	2.4	2.3	0.9	1.1	0.9	0.6
办事人员	2.0	2.7	2.0	1.1	3.5	4.0	3.8	2.3	0.9	1.3	0.8	0.6
技术人员	4.0	4.7	4.2	3.2	6.7	6.7	7.1	6.5	2.2	2.8	2.3	1.6
军人	0.1	0.0	0.0	0.1	0.1	0.1	0.0	0.4	0.0	0.0	0.0	0.0
其他劳动者	8.7	9.2	7.6	9.1	10.4	10.6	9.6	10.9	7.6	7.9	6.3	8.3
在校学生	0.2	0.3	0.1	0.2	0.3	0.4	0.2	0.3	0.1	0.2	0.1	0.2
未就业	5.3	6.0	5.6	4.2	6.6	6.5	7.0	6.4	4.3	5.5	4.7	3.1
家务	15.5	16.8	17.7	12.2	13.7	12.6	15.7	13.6	16.7	21.0	19.0	11.6
离退休人员	11.1	16.5	10.5	5.6	24.1	28.7	24.6	15.7	2.1	4.4	1.4	0.9
民族												
汉族	87.5	94.6	95.8	72.7	93.3	96.8	96.7	83.7	83.5	92.5	95.2	67.6
壮族	1.4	0.2	0.1	3.8	0.8	0.1	0.1	2.8	1.8	0.3	0.1	4.2
满族	1.3	2.8	0.9	0.1	1.0	1.5	0.8	0.3	1.6	4.2	1.0	0.0
回族	1.4	0.4	0.4	3.4	1.2	0.8	0.7	2.2	1.6	0.1	0.1	4.0
苗族	0.8	0.0	1.0	1.4	0.2	0.0	0.1	0.7	1.1	0.0	1.7	1.6
维吾尔族	1.3	0.0	0.0	3.8	0.6	0.0	0.0	2.4	1.8	0.0	0.0	4.5
彝族	0.7	0.1	0.0	1.9	0.0	0.0	0.0	0.1	1.1	0.2	0.0	2.8
土家族	0.4	0.0	0.9	0.5	0.3	0.2	0.8	0.3	0.5	0.0	0.9	0.6
蒙古族	0.5	0.2	0.1	1.1	0.3	0.2	0.0	0.9	0.5	0.1	0.2	1.2
朝鲜族	0.1	0.0	0.4	0.0	0.2	0.0	0.6	0.0	0.1	0.0	0.3	0.0
藏族	2.0	0.0	0.0	5.9	0.6	0.0	0.0	2.2	3.0	0.0	0.0	7.7
其他	2.6	1.7	0.4	5.4	1.5	0.6	0.2	4.4	3.4	2.6	0.5	5.8

第二节　慢性病危险因素

一、吸烟行为

（一）样本情况

吸烟行为部分有效样本量为 188 494 人，其中男性 81 909 人，女性 102 585 人；城市 75 183 人，农村 109 311 人；东、中、西部地区分别为 68 558 人、53 123 人和 62 813 人。

（二）吸烟情况

1. **现在吸烟率**　2018 年我国 18 岁及以上居民现在吸烟率为 26.2%，男性（50.0%）明显高于女性（2.1%），45～59 岁组（29.3%）高于 18～44 岁组（25.5%）和 60 岁及以上组（24.2%）。男性以 45～59 岁组现在吸烟率最高（55.5%），60 岁及以上组最低（45.5%）；女性现在吸烟率随着年龄增长而升高，以 60 岁及以上组最高（3.7%）。

城市和农村居民现在吸烟率分别为 24.3% 和 28.2%。农村男性现在吸烟率（53.9%）高于城市男性（46.5%），城乡女性现在吸烟率相近。

东、中、西部地区居民现在吸烟率分别为 23.8%、27.3% 和 28.8%。西部城市地区男性现在吸烟率（54.5%）高于东部（41.8%）和中部（48.7%）地区，中部和西部农村男性现在吸烟率相近，高于东部地区。见表 2-2-1。

表 2-2-1　不同性别、年龄、地区居民现在吸烟率　　　　　单位：%

分组		合计				城市				农村			
		小计	东部	中部	西部	小计	东部	中部	西部	小计	东部	中部	西部
合计	小计	26.2	23.8	27.3	28.8	24.3	22.0	25.5	28.3	28.2	26.6	28.9	29.3
	18～44 岁	25.5	22.3	27.2	28.7	23.3	20.2	24.9	28.6	28.1	26.2	29.3	28.8
	45～59 岁	29.3	28.2	29.7	30.6	28.7	28.0	29.1	29.8	29.8	28.5	30.1	31.2
	60 岁及以上	24.2	22.3	24.3	26.9	21.4	19.7	22.0	24.4	26.4	25.2	25.9	28.3
男性	小计	50.0	45.2	52.2	55.3	46.5	41.8	48.7	54.5	53.9	50.7	55.2	55.8
	18～44 岁	48.9	42.6	52.6	55.1	44.6	38.3	47.7	55.4	54.3	50.9	57.2	54.8
	45～59 岁	55.5	53.5	55.8	58.4	54.6	53.4	54.9	56.8	56.4	53.6	56.6	59.4
	60 岁及以上	45.5	41.6	45.3	51.6	40.9	37.5	41.9	46.9	49.1	46.1	47.5	54.3
女性	小计	2.1	2.0	2.6	1.6	1.8	1.6	2.6	1.5	2.4	2.8	2.6	1.7
	18～44 岁	1.4	1.3	1.9	1.2	1.5	1.2	2.4	1.1	1.4	1.5	1.5	1.2
	45～59 岁	2.4	2.3	3.1	1.8	2.0	1.7	2.7	1.8	2.8	3.1	3.4	1.8
	60 岁及以上	3.7	4.3	4.0	2.6	2.9	3.0	2.9	2.4	4.4	5.6	4.7	2.7

2. **现在每日吸烟率** 2018 年我国 18 岁及以上居民现在每日吸烟率为 23.5%，男性（44.9%）明显高于女性（1.8%），45～59 岁组（26.9%）高于 18～44 岁组（22.4%）和60 岁及以上组（22.0%）。男性现在每日吸烟率以 45～59 岁组最高（51.0%），60 岁及以上组最低（41.6%）；女性现在每日吸烟率随着年龄增长而升高，以 60 岁及以上组最高（3.3%）。

城市和农村居民现在每日吸烟率分别为 21.6% 和 25.5%。农村男性现在每日吸烟率（48.7%）高于城市男性（41.4%），城乡女性现在每日吸烟率相近。

东、中、西部地区居民现在每日吸烟率分别为 21.3%、24.3% 和 26.1%。无论城市和农村，西部地区居民现在每日吸烟率（分别为 25.2% 和 26.7%）均高于其他地区。见表 2-2-2。

表 2-2-2 不同性别、年龄、地区居民现在每日吸烟率 单位：%

分组		合计				城市				农村			
		小计	东部	中部	西部	小计	东部	中部	西部	小计	东部	中部	西部
合计	小计	23.5	21.3	24.3	26.1	21.6	19.6	22.3	25.2	25.5	24.0	25.9	26.7
	18～44 岁	22.4	19.5	23.7	25.6	20.2	17.6	21.3	25.0	25.1	23.2	26.0	26.1
	45～59 岁	26.9	25.9	27.0	28.4	26.3	25.8	26.2	27.5	27.4	25.9	27.7	29.0
	60 岁及以上	22.0	20.5	22.0	24.4	19.6	18.0	20.1	22.3	24.0	23.2	23.3	25.6
男性	小计	44.9	40.6	46.4	50.2	41.4	37.4	42.7	49.0	48.7	45.7	49.5	51.2
	18～44 岁	43.2	37.5	45.8	49.5	38.8	33.4	40.8	48.9	48.6	45.2	50.6	49.9
	45～59 岁	51.0	49.1	50.9	54.2	50.1	49.3	49.7	52.6	51.8	48.8	52.0	55.3
	60 岁及以上	41.6	38.3	41.0	47.1	37.6	34.5	38.4	43.2	44.7	42.4	42.8	49.4
女性	小计	1.8	1.7	2.3	1.2	1.5	1.3	2.1	1.0	2.1	2.5	2.4	1.3
	18～44 岁	1.1	1.0	1.7	0.7	1.1	0.9	2.0	0.6	1.1	1.2	1.3	0.8
	45～59 岁	2.1	2.0	2.7	1.5	1.6	1.4	2.1	1.4	2.6	2.8	3.2	1.6
	60 岁及以上	3.3	3.8	3.5	2.2	2.5	2.7	2.6	1.9	3.9	5.1	4.2	2.3

3. **平均开始每日吸烟年龄** 2018 年我国 18 岁及以上每日吸烟者平均开始每日吸烟年龄为 20.0 岁，男性（19.8 岁）明显早于女性（24.6 岁），18～44 岁组、45～59 岁组和60 岁及以上组每日吸烟者平均开始每日吸烟年龄分别为 18.9 岁、20.7 岁和 22.6 岁。

城市和农村每日吸烟者平均开始每日吸烟年龄相近，分别为 19.9 岁和 20.1 岁。

东、中、西部地区每日吸烟者平均开始每日吸烟年龄分别为 20.4 岁、20.1 岁和 19.4岁，各区域男性每日吸烟者平均开始每日吸烟年龄均较女性更早。见表 2-2-3。

表 2-2-3　不同性别、年龄、地区每日吸烟者平均开始每日吸烟年龄　　　　单位：岁

分组		合计				城市				农村			
		小计	东部	中部	西部	小计	东部	中部	西部	小计	东部	中部	西部
合计	小计	20.0	20.4	20.1	19.4	19.9	20.4	20.1	19.0	20.1	20.4	20.1	19.8
	18~44 岁	18.9	19.3	19.1	18.2	18.8	19.3	19.0	17.8	19.0	19.2	19.2	18.5
	45~59 岁	20.7	21.0	20.8	20.2	20.8	21.1	20.9	19.9	20.7	20.8	20.7	20.4
	60 岁及以上	22.6	23.0	22.2	22.6	22.8	23.1	22.6	22.5	22.5	23.0	21.9	22.6
男性	小计	19.8	20.1	20.0	19.3	19.8	20.2	20.0	18.9	19.9	20.1	20.0	19.6
	18~44 岁	18.9	19.2	19.2	18.2	18.8	19.3	19.2	17.8	18.9	19.1	19.1	18.4
	45~59 岁	20.5	20.8	20.6	20.0	20.6	21.0	20.6	19.7	20.5	20.6	20.6	20.2
	60 岁及以上	22.1	22.2	21.8	22.3	22.2	22.2	22.1	22.2	22.1	22.2	21.6	22.4
女性	小计	24.6	26.5	22.6	24.7	24.5	27.2	21.6	24.5	24.7	25.8	23.5	24.9
	18~44 岁	20.2	21.9	18.4	21.0	19.0	22.2	15.8	20.9	21.8	21.5	22.6	21.0
	45~59 岁	25.6	26.2	25.0	25.5	28.0	28.2	28.9	25.2	24.1	24.8	22.8	25.7
	60 岁及以上	29.0	30.9	26.6	28.3	32.3	34.3	30.8	29.0	27.3	29.0	24.9	28.0

4. 现在吸烟者日均吸烟量　2018 年我国 18 岁及以上现在吸烟者日均吸烟量为 15.4 支，男性（15.6 支）高于女性（12.2 支），45~59 岁组日均吸烟量（18.0 支）高于其他年龄组。男性现在吸烟者日均吸烟量以 45~59 岁组为最高（18.2 支），女性各年龄组日均吸烟量相近。

城市和农村现在吸烟者日均吸烟量分别为 14.8 支和 16.0 支。农村男性现在吸烟者日均吸烟量（16.2 支）高于城市男性（14.9 支），城市女性现在吸烟者日均吸烟量（12.6 支）略高于农村女性（11.8 支）。

东、中、西部地区现在吸烟者日均吸烟量分别为 15.7 支、15.5 支和 15.0 支。无论城市和农村，东、中、西部地区现在吸烟者日均吸烟量均较为接近。见表 2-2-4。

表 2-2-4　不同性别、年龄、地区现在吸烟者日均吸烟量　　　　单位：支，机制卷烟

分组		合计				城市				农村			
		小计	东部	中部	西部	小计	东部	中部	西部	小计	东部	中部	西部
合计	小计	15.4	15.7	15.5	15.0	14.8	15.0	14.8	14.4	16.0	16.5	16.0	15.4
	18~44 岁	14.2	14.1	14.1	14.2	13.6	13.6	13.8	13.5	14.7	14.9	14.4	14.8
	45~59 岁	18.0	18.4	18.2	17.1	17.2	17.8	16.8	16.6	18.7	19.1	19.3	17.4
	60 岁及以上	15.4	16.0	15.6	14.3	15.1	15.3	15.1	14.8	15.6	16.6	16.0	14.1
男性	小计	15.6	15.9	15.5	15.1	14.9	15.2	14.7	14.6	16.2	16.7	16.2	15.6
	18~44 岁	14.2	14.3	14.0	14.4	13.6	13.7	13.4	13.7	14.8	15.1	14.4	15.0
	45~59 岁	18.2	18.6	18.5	17.2	17.5	18.0	17.1	16.8	18.9	19.4	19.7	17.6
	60 岁及以上	15.7	16.4	16.0	14.5	15.3	15.5	15.3	15.1	16.0	17.3	16.4	14.3

分组		合计				城市				农村			
		小计	东部	中部	西部	小计	东部	中部	西部	小计	东部	中部	西部
女性	小计	12.2	11.1	14.6	9.6	12.6	10.1	16.8	9.2	11.8	12.0	12.6	10.0
	18~44 岁	12.5	8.8	18.5	7.4	13.5	7.3	21.7	6.9	11.1	11.1	13.5	7.8
	45~59 岁	12.4	12.7	11.9	12.8	11.3	12.0	9.9	13.0	13.2	13.3	13.3	12.7
	60 岁及以上	11.5	12.2	11.3	9.8	12.0	13.1	12.0	8.8	11.2	11.7	10.9	10.3

5. 现在每日吸烟者日均吸烟量　2018 年我国 18 岁及以上现在每日吸烟量为 17.1 支，男性（17.2 支）高于女性（14.2 支），45~59 岁组日均吸烟量（19.5 支）高于其他年龄组。男性现在每日吸烟者日均吸烟量以 45~59 岁组为最高（19.7 支），女性则以 18~44 岁组为最高（15.2 支）。

城市和农村现在每日吸烟者日均吸烟量分别为 16.5 支和 17.5 支。农村男性现在每日吸烟者日均吸烟量（17.7 支）略高于城市男性（16.6 支），城市女性现在每日吸烟者日均吸烟量（15.3 支）高于农村女性（13.3 支）。

东、中、西部地区现在每日吸烟者日均吸烟量分别为 17.3 支、17.3 支和 16.4 支。东、中、西部城市地区现在每日吸烟者日均吸烟量相近，而东部农村地区略高于中部和西部农村地区。见表 2-2-5。

表 2-2-5　不同性别、年龄、地区现在每日吸烟者日均吸烟量　　单位：支，机制卷烟

分组		合计				城市				农村			
		小计	东部	中部	西部	小计	东部	中部	西部	小计	东部	中部	西部
合计	小计	17.1	17.3	17.3	16.4	16.5	16.6	16.7	16.0	17.5	18.1	17.7	16.7
	18~44 岁	15.9	15.8	16.0	15.8	15.5	15.3	15.9	15.3	16.2	16.6	16.1	16.1
	45~59 岁	19.5	19.9	19.9	18.3	18.7	19.2	18.5	17.8	20.2	20.8	20.9	18.7
	60 岁及以上	16.8	17.3	17.2	15.7	16.4	16.5	16.4	16.1	17.2	18.0	17.7	15.5
男性	小计	17.2	17.5	17.3	16.5	16.6	16.8	16.6	16.1	17.7	18.4	17.9	16.8
	18~44 岁	15.9	15.9	15.8	15.8	15.4	15.4	15.5	15.4	16.3	16.7	16.1	16.2
	45~59 岁	19.7	20.1	20.2	18.4	18.8	19.3	18.7	17.9	20.5	21.2	21.3	18.8
	60 岁及以上	17.2	17.7	17.6	15.9	16.6	16.7	16.6	16.4	17.6	18.7	18.2	15.7
女性	小计	14.2	13.0	16.2	12.5	15.3	12.3	19.1	12.7	13.3	13.5	13.7	12.3
	18~44 岁	15.2	11.0	20.1	10.9	16.8	9.5	23.8	11.0	13.1	13.0	14.4	10.8
	45~59 岁	14.2	14.5	13.5	15.0	13.8	14.3	12.1	16.5	14.4	14.6	14.3	14.1
	60 岁及以上	13.0	13.6	12.7	11.7	13.7	14.7	13.7	10.5	12.6	12.9	12.2	12.3

（三）戒烟情况

1. **戒烟率** 2018 年我国 18 岁及以上吸烟者的戒烟率为 15.4%，男性（15.1%）明显低于女性（21.5%），18~44 岁组、45~59 岁组和 60 岁及以上组男性吸烟者的戒烟率分别为 8.4%、16.8% 和 31.5%，随年龄增长而升高；女性 60 岁及以上组吸烟者的戒烟率（27.4%）高于 18~44 岁组（21.1%）和 45~59 岁组（14.9%）。

城市和农村吸烟者戒烟率分别为 16.4% 和 14.4%。无论男性和女性，城市吸烟者戒烟率均高于农村。

东、中、西部地区吸烟者戒烟率分别为 17.3%、14.8% 和 13.4%。无论城市和农村，东部地区吸烟者戒烟率均高于中部和西部地区。见表 2-2-6。

表 2-2-6　不同性别、年龄、地区吸烟者戒烟率　　　　　单位：%

分组		合计				城市				农村			
		小计	东部	中部	西部	小计	东部	中部	西部	小计	东部	中部	西部
合计	小计	15.4	17.3	14.8	13.4	16.4	17.8	15.9	14.4	14.4	16.6	13.8	12.6
	18~44 岁	8.8	10.5	7.2	8.4	10.3	11.6	9.4	9.0	7.3	9.0	5.3	7.9
	45~59 岁	16.7	17.3	17.0	15.3	17.2	17.1	17.5	16.7	16.2	17.5	16.6	14.3
	60 岁及以上	31.2	34.8	32.0	25.2	35.7	38.7	34.6	31.0	28.0	31.0	30.4	21.9
男性	小计	15.1	17.1	14.7	12.8	16.1	17.4	16.0	13.9	14.1	16.6	13.6	12.0
	18~44 岁	8.4	10.2	6.9	7.7	9.7	11.0	9.1	8.2	7.1	9.1	5.2	7.2
	45~59 岁	16.8	17.4	17.3	15.2	17.2	17.1	17.9	16.6	16.3	17.7	16.8	14.2
	60 岁及以上	31.5	35.5	32.6	24.8	36.1	39.3	35.2	31.1	28.2	31.7	30.9	21.3
女性	小计	21.5	21.9	16.6	29.3	23.5	26.8	15.6	30.6	19.9	17.0	17.4	28.5
	18~44 岁	21.1	20.3	13.7	33.7	24.4	27.7	15.5	35.8	16.2	6.0	10.6	31.9
	45~59 岁	14.9	15.8	12.3	18.2	15.5	19.1	8.5	20.7	14.5	13.4	14.5	16.5
	60 岁及以上	27.4	27.4	24.9	31.6	29.1	31.3	24.7	29.3	26.6	24.9	25.0	32.7

2. **成功戒烟率** 2018 年我国 18 岁及以上吸烟者成功戒烟率为 11.2%，男性（11.0%）明显低于女性（14.6%），18~44 岁组、45~59 岁组和 60 岁及以上组分别为 5.1%、12.6% 和 25.4%。无论男性和女性，吸烟者成功戒烟率均随年龄增长而升高。

城市和农村吸烟者成功戒烟率分别为 11.9% 和 10.5%。城市男性成功戒烟率略高于农村男性，而农村女性成功戒烟率略高于城市女性。

东、中、西部地区吸烟者成功戒烟率分别为 13.0%、10.7% 和 9.1%。无论城市和农村，东部地区吸烟者成功戒烟率均高于其他地区。见表 2-2-7。

表 2-2-7 不同性别、年龄、地区吸烟者成功戒烟率 单位：%

分组		合计				城市				农村			
		小计	东部	中部	西部	小计	东部	中部	西部	小计	东部	中部	西部
合计	小计	11.2	13.0	10.7	9.1	11.9	13.5	11.6	9.2	10.5	12.5	10.0	9.0
	18~44 岁	5.1	6.9	3.9	4.3	5.7	7.4	5.1	3.6	4.5	6.0	2.9	4.8
	45~59 岁	12.6	13.3	12.6	11.5	13.1	13.4	13.3	12.2	12.2	13.3	12.1	11.0
	60 岁及以上	25.4	28.5	26.5	19.6	30.3	32.8	30.1	25.6	21.9	24.3	24.3	16.3
男性	小计	11.0	12.9	10.7	8.8	11.8	13.3	11.6	9.1	10.3	12.4	9.9	8.5
	18~44 岁	5.0	6.8	3.7	3.9	5.5	7.3	4.8	3.5	4.4	6.2	2.8	4.3
	45~59 岁	12.7	13.3	12.9	11.4	13.1	13.3	13.6	12.1	12.2	13.3	12.2	10.9
	60 岁及以上	25.7	29.2	27.0	19.3	30.8	33.5	30.6	25.7	22.0	24.8	24.8	15.8
女性	小计	14.6	14.9	12.0	18.6	14.1	16.1	12.0	13.5	15.1	13.6	12.0	22.2
	18~44 岁	10.7	8.3	9.0	16.9	10.8	11.5	11.3	8.3	10.6	2.0	5.3	24.6
	45~59 岁	11.6	14.0	7.9	14.0	11.5	15.5	5.4	14.1	11.7	12.9	9.5	13.9
	60 岁及以上	21.7	21.5	20.1	24.9	23.4	23.7	22.5	24.1	20.8	20.0	19.1	25.2

（四）二手烟暴露率

2018 年我国 18 岁及以上现在不吸烟居民的二手烟暴露率为 60.6%，男性（61.3%）与女性（60.3%）相近，18~44 岁组、45~59 岁组和 60 岁及以上组二手烟暴露率分别为 63.6%、62.3% 和 47.9%。无论男性和女性，现在不吸烟居民的二手烟暴露率均随年龄增长而降低。

城市和农村现在不吸烟居民的二手烟暴露率分别为 58.7% 和 62.9%。无论男性和女性，城市现在不吸烟居民二手烟暴露率均低于农村。

东、中、西部地区现在不吸烟居民的二手烟暴露率分别为 58.0%、61.9% 和 63.7%。城市西部地区现在不吸烟居民的二手烟暴露率最高，农村中部地区现在不吸烟居民的二手烟暴露率最高。见表 2-2-8。

表 2-2-8 不同性别、年龄、地区现在不吸烟居民二手烟暴露率 单位：%

分组		合计				城市				农村			
		小计	东部	中部	西部	小计	东部	中部	西部	小计	东部	中部	西部
合计	小计	60.6	58.0	61.9	63.7	58.7	55.1	60.3	65.3	62.9	62.8	63.4	62.4
	18~44 岁	63.6	61.0	64.7	67.1	61.1	57.5	62.7	68.5	66.9	68.1	66.8	65.8
	45~59 岁	62.3	59.8	64.7	63.8	61.2	58.1	63.5	65.8	63.4	62.1	65.6	62.4
	60 岁及以上	47.9	44.9	48.5	52.1	44.2	40.3	45.8	51.3	51.0	50.2	50.5	52.7

续表

分组		合计				城市				农村			
		小计	东部	中部	西部	小计	东部	中部	西部	小计	东部	中部	西部
男性	小计	61.3	58.4	64.8	62.7	58.8	54.3	63.7	65.2	64.5	66.2	65.8	60.8
	18～44 岁	64.8	61.2	69.1	67.4	60.9	55.6	67.3	69.0	70.8	74.9	71.1	66.0
	45～59 岁	63.0	61.0	67.3	60.9	63.0	59.5	67.3	65.5	63.0	63.1	67.2	57.5
	60 岁及以上	47.1	44.5	48.7	49.8	44.0	40.8	45.6	50.3	49.9	49.1	51.2	49.4
女性	小计	60.3	57.8	60.5	64.2	58.6	55.7	58.5	65.4	62.1	61.1	62.2	63.2
	18～44 岁	63.0	60.8	62.6	66.9	61.3	58.7	60.3	68.3	65.1	64.7	64.9	65.7
	45～59 岁	62.0	59.2	63.4	65.1	60.4	57.3	61.7	65.9	63.6	61.7	64.9	64.5
	60 岁及以上	48.3	45.1	48.3	53.3	44.2	40.0	45.9	51.9	51.6	50.9	50.1	54.2

二、饮酒行为

（一）样本情况

饮酒行为部分有效样本量为 184 438 人，其中男性 81 879 人，女性 102 559 人；城市 75 157 人，农村 109 281 人；东、中、西部地区分别为 68 542 人、53 104 人和 62 792 人。

（二）人群饮酒率

1. 30 天内饮酒率　2018 年我国 18 岁及以上居民过去 30 天内饮酒率为 28.3%，男性（46.2%）高于女性（10.2%），45～59 岁组（31.3%）高于 18～44 岁组（28.5%）和 60 岁及以上组（23.5%）。男性 45～59 岁组过去 30 天内饮酒率（51.5%）高于其他年龄组，女性过去 30 天内饮酒率随年龄增长而降低。

城市和农村居民过去 30 天内饮酒率基本持平，分别为 28.6% 和 28.1%。城市男性过去 30 天内饮酒率（45.5%）低于农村男性（47.0%），而城市女性过去 30 天内饮酒率（11.4%）高于农村女性（9.0%）。

东、中、西部地区居民过去 30 天内饮酒率分别为 29.6%、27.7% 和 27.1%。无论城市和农村，均以东部地区居民过去 30 天内饮酒率最高。见表 2-2-9。

表 2-2-9　不同性别、年龄、地区居民 30 天内饮酒率　　　单位：%

分组		合计				城市				农村			
		小计	东部	中部	西部	小计	东部	中部	西部	小计	东部	中部	西部
合计	小计	28.3	29.6	27.7	27.1	28.6	29.1	28.6	27.2	28.1	30.4	26.9	26.9
	18～44 岁	28.5	29.0	28.1	28.1	28.3	28.3	28.6	27.8	28.8	30.4	27.7	28.3
	45～59 岁	31.3	33.7	30.6	28.1	32.3	33.9	32.0	28.9	30.3	33.4	29.4	27.5
	60 岁及以上	23.5	25.5	21.8	22.3	23.7	24.9	23.0	22.2	23.3	26.1	21.0	22.4

续表

分组		合计				城市				农村			
		小计	东部	中部	西部	小计	东部	中部	西部	小计	东部	中部	西部
男性	小计	46.2	47.5	46.2	44.1	45.5	45.8	45.7	44.5	47.0	50.3	46.6	43.8
	18~44 岁	45.8	45.7	46.2	45.5	44.3	43.6	44.6	45.4	47.8	49.8	47.8	45.7
	45~59 岁	51.5	54.7	51.6	45.9	51.9	54.1	52.0	46.4	51.1	55.5	51.3	45.5
	60 岁及以上	39.3	42.7	37.5	36.6	39.7	41.0	38.9	37.8	39.1	44.4	36.5	35.9
女性	小计	10.2	11.4	9.3	9.5	11.4	12.0	11.7	9.6	9.0	10.6	7.1	9.5
	18~44 岁	10.7	11.7	10.1	9.8	11.8	12.1	12.8	9.8	9.4	11.0	7.5	9.8
	45~59 岁	10.5	12.1	9.2	9.6	12.0	13.0	11.5	10.6	9.1	11.0	7.3	8.9
	60 岁及以上	8.3	9.4	6.7	8.4	8.6	9.8	7.8	6.9	8.0	9.0	5.9	9.2

2. 12 个月内饮酒率　2018 年我国 18 岁及以上居民过去 12 个月内饮酒率为 39.8%，男性（60.3%）高于女性（19.1%），18~44 岁组（41.8%）和 45~59 岁组（41.3%）相近，高于 60 岁及以上组（31.1%）。男性 45~59 岁组过去 12 个月内饮酒率（63.2%）高于其他年龄组，女性过去 12 个月内饮酒率随着年龄增长而降低。

城市和农村居民过去 12 个月内饮酒率分别为 41.6% 和 38.0%。城市男性过去 12 个月饮酒率（60.9%）略高于农村男性（59.7%），城市女性过去 12 个月饮酒率（22.0%）高于农村女性饮酒率（16.0%）。

东、中、西部地区居民过去 12 个月内饮酒率分别为 41.7%、39.2% 和 37.5%。无论城市和农村，东、中、西部地区居民过去 12 个月内饮酒率依次降低。见表 2-2-10。

表 2-2-10　不同性别、年龄、地区居民 12 个月内饮酒率　　　　单位：%

分组		合计				城市				农村			
		小计	东部	中部	西部	小计	东部	中部	西部	小计	东部	中部	西部
合计	小计	39.8	41.7	39.2	37.5	41.6	42.7	41.6	39.2	38.0	40.3	37.2	36.2
	18~44 岁	41.8	43.2	41.1	40.2	42.9	43.8	42.7	40.9	40.4	42.0	39.5	39.7
	45~59 岁	41.3	43.9	41.2	36.9	43.8	45.2	44.4	39.8	38.8	42.3	38.5	34.9
	60 岁及以上	31.1	33.3	30.1	29.1	32.5	33.4	32.2	30.9	30.1	33.1	28.7	28.1
男性	小计	60.3	62.1	60.7	56.9	60.9	61.7	61.2	58.5	59.7	62.8	60.2	55.8
	18~44 岁	62.0	62.9	62.5	59.9	61.5	62.1	61.6	59.7	62.6	64.3	63.4	60.0
	45~59 岁	63.2	66.2	64.0	57.2	64.9	66.2	66.2	60.0	61.6	66.2	62.1	55.3
	60 岁及以上	49.9	52.8	49.2	46.3	51.3	51.8	51.1	50.4	48.7	53.8	47.8	44.0
女性	小计	19.1	21.0	17.9	17.4	22.0	23.0	22.1	19.5	16.0	17.9	14.2	15.9
	18~44 岁	21.0	22.8	19.7	19.7	23.8	24.5	24.2	21.6	17.7	19.6	15.5	18.1
	45~59 岁	18.8	21.0	18.0	15.9	22.0	23.3	22.0	18.9	15.7	18.1	14.7	13.8
	60 岁及以上	13.2	15.0	11.6	12.2	14.6	16.2	14.1	11.8	12.0	13.6	9.9	12.5

（三）饮酒者饮酒频率

2018 年我国 18 岁及以上饮酒者中每周饮酒 5 天及以上者的比例为 19.9%，男性（23.9%）明显高于女性（7.2%），18～44 岁组、45～59 岁组和 60 岁及以上组分别为 10.6%、29.4% 和 44.1%。无论男性和女性，每周饮酒 5 天以上者的比例均随年龄增长而升高。

城市和农村饮酒者中每周饮酒 5 天及以上者的比例分别为 16.0% 和 24.5%。农村饮酒者中每周饮酒 5 天及以上者的比例在各年龄组均高于城市。见表 2-2-11、2-2-12、表 2-2-13。

表 2-2-11　不同性别、年龄饮酒者饮酒频率　　　　　　单位：%

分组		≥5 天/周	3～4 天/周	1～2 天/周	1～3 天/月	<1 天/月
合计	小计	19.9	7.9	15.8	25.8	30.6
	18～44 岁	10.6	7.6	16.9	29.7	35.1
	45～59 岁	29.4	9.0	15.9	21.4	24.3
	60 岁及以上	44.1	7.4	10.5	16.1	21.8
男性	小计	23.9	9.6	18.2	25.8	22.5
	18～44 岁	13.1	9.6	20.2	30.7	26.3
	45～59 岁	35.1	10.5	17.6	20.3	16.5
	60 岁及以上	49.5	7.9	10.5	14.9	17.2
女性	小计	7.2	2.6	8.1	25.7	56.5
	18～44 岁	2.8	1.6	7.0	26.8	61.7
	45～59 岁	9.6	3.7	9.8	25.4	51.5
	60 岁及以上	24.9	5.5	10.4	20.5	38.7

表 2-2-12　不同性别、年龄城市饮酒者饮酒频率　　　　　　单位：%

分组		≥5 天/周	3～4 天/周	1～2 天/周	1～3 天/月	<1 天/月
合计	小计	16.0	7.2	15.2	27.8	33.7
	18～44 岁	8.6	6.6	15.8	31.3	37.8
	45～59 岁	25.3	8.5	16.2	23.3	26.8
	60 岁及以上	37.6	7.8	10.1	18.0	26.5
男性	小计	19.9	9.1	18.0	28.3	24.6
	18～44 岁	11.0	8.7	19.1	33.1	28.1
	45～59 岁	31.1	10.4	18.5	22.1	17.9
	60 岁及以上	43.2	8.7	11.0	16.5	20.6
女性	小计	5.1	1.9	7.3	26.3	59.4
	18～44 岁	2.2	1.1	6.7	26.6	63.4
	45～59 岁	7.4	3.0	9.0	26.9	53.7
	60 岁及以上	18.8	4.9	7.3	22.9	46.0

表 2-2-13 不同性别、年龄农村饮酒者饮酒频率 单位：%

分组		≥5天/周	3~4天/周	1~2天/周	1~3天/月	<1天/月
合计	小计	24.5	8.8	16.5	23.4	26.8
	18~44岁	13.2	9.0	18.5	27.6	31.7
	45~59岁	33.9	9.4	15.5	19.5	21.7
	60岁及以上	49.7	7.0	10.9	14.5	17.9
男性	小计	28.3	10.2	18.4	23.0	20.1
	18~44岁	15.7	10.8	21.5	27.8	24.1
	45~59岁	39.3	10.6	16.7	18.5	15.0
	60岁及以上	54.6	7.2	10.2	13.6	14.4
女性	小计	10.2	3.6	9.2	24.8	52.2
	18~44岁	3.9	2.5	7.5	27.1	59.1
	45~59岁	12.5	4.7	10.8	23.4	48.5
	60岁及以上	30.8	6.0	13.5	18.2	31.5

（四）饮酒者的饮酒量

2018年我国18岁及以上饮酒者日均酒精摄入量为20.4g，男性（25.2g）高于女性（4.1g），18~44岁组、45~59岁组和60岁及以上组分别为15.0g、27.8g和30.2g。无论男性和女性，饮酒者日均酒精摄入量均随年龄增长而升高。

城市和农村饮酒者日均酒精摄入量分别为17.3g和23.9g。农村男性饮酒者日均酒精摄入量（28.7g）高于城市男性（21.8g），城乡女性饮酒者日均酒精摄入量相近。

东、中、西部地区饮酒者日均酒精摄入量分别为21.3g、19.7g和19.8g。城市东、中、西部地区饮酒者日均酒精摄入量相近；而东部农村高于其他地区。见表2-2-14。

表 2-2-14 不同性别、年龄、地区饮酒者日均酒精摄入量 单位：g

分组		合计				城市				农村			
		小计	东部	中部	西部	小计	东部	中部	西部	小计	东部	中部	西部
合计	小计	20.4	21.3	19.7	19.8	17.3	17.3	17.6	16.9	23.9	27.5	21.6	22.1
	18~44岁	15.0	13.9	14.8	17.1	13.4	12.2	14.2	15.0	17.0	16.9	15.4	18.9
	45~59岁	27.8	31.0	26.2	23.4	23.4	25.3	22.6	19.3	32.5	38.9	29.5	26.6
	60岁及以上	30.2	34.3	27.8	26.0	25.3	27.4	23.3	23.0	34.3	41.6	31.1	27.8
男性	小计	25.2	26.6	24.0	24.2	21.8	22.0	22.3	20.8	28.7	33.5	25.4	26.8
	18~44岁	18.7	17.6	18.2	21.3	17.0	15.5	18.3	18.9	20.8	21.1	18.2	23.4
	45~59岁	33.9	38.3	32.0	28.0	29.3	32.0	28.4	23.4	38.6	46.6	35.2	31.3
	60岁及以上	35.8	41.7	32.0	30.3	30.5	34.4	27.3	26.0	40.0	49.0	35.3	33.0

分组		合计				城市				农村			
		小计	东部	中部	西部	小计	东部	中部	西部	小计	东部	中部	西部
女性	小计	4.1	3.9	4.3	4.3	3.6	3.1	4.3	4.0	4.8	5.4	4.3	4.5
	18～44 岁	2.8	2.3	3.2	3.0	2.8	2.4	3.5	3.0	2.7	2.1	2.9	3.1
	45～59 岁	5.0	5.3	4.3	5.3	4.1	3.8	4.1	5.1	6.1	7.6	4.6	5.5
	60 岁及以上	9.2	8.9	9.8	9.0	7.4	5.7	9.6	9.4	10.9	13.0	9.9	8.9

（五）饮酒者不健康的饮酒行为

1. **危险饮酒率** 2018 年我国 18 岁及以上饮酒者危险饮酒率为 5.7%，男性（6.9%）高于女性（2.1%），18～44 岁组、45～59 岁组和 60 岁及以上组分别为 3.9%、8.2% 和 9.3%。男性和女性饮酒者危险饮酒率均随年龄增长而升高。

城市和农村饮酒者危险饮酒率分别为 5.0% 和 6.7%。无论男性和女性，农村饮酒者危险饮酒率均高于城市。

东、中、西部地区饮酒者危险饮酒率分别为 6.0%、5.9% 和 5.0%。中部城市饮酒者危险饮酒率（5.6%）略高于其他地区，农村则以东部地区饮酒者危险饮酒率最高（7.4%）。见表 2-2-15。

表 2-2-15　不同性别、年龄、地区饮酒者危险饮酒率　　　　　单位：%

分组		合计				城市				农村			
		小计	东部	中部	西部	小计	东部	中部	西部	小计	东部	中部	西部
合计	小计	5.7	6.0	5.9	5.0	5.0	5.1	5.6	3.7	6.7	7.4	6.3	6.2
	18～44 岁	3.9	4.3	4.2	3.0	3.6	3.8	4.6	1.8	4.4	5.2	3.9	4.0
	45～59 岁	8.2	8.2	8.0	8.3	7.2	7.3	7.0	7.1	9.2	9.4	9.0	9.3
	60 岁及以上	9.3	9.6	9.4	8.9	7.8	8.1	7.8	7.1	10.6	11.2	10.6	9.9
男性	小计	6.9	7.3	7.0	6.0	6.1	6.4	6.7	4.5	7.8	8.6	7.3	7.2
	18～44 岁	4.7	5.2	4.9	3.6	4.3	4.7	5.3	2.3	5.1	6.2	4.5	4.7
	45～59 岁	9.9	10.1	9.6	9.9	8.9	9.3	8.4	8.6	10.9	11.1	10.7	10.9
	60 岁及以上	10.7	10.9	10.9	10.2	9.5	10.1	9.4	8.2	11.8	11.8	12.0	11.6
女性	小计	2.1	2.1	2.3	1.7	1.8	1.5	2.7	1.1	2.5	3.3	1.8	2.3
	18～44 岁	1.6	1.5	2.2	1.1	1.7	1.5	2.8	0.6	1.5	1.7	1.3	1.6
	45～59 岁	2.2	2.2	2.2	2.4	1.9	1.5	2.6	2.1	2.7	3.3	1.7	2.7
	60 岁及以上	4.2	5.2	3.1	3.7	2.3	2.2	2.3	2.6	6.1	9.1	3.9	4.3

2. **有害饮酒率** 2018 年我国 18 岁及以上饮酒者有害饮酒率为 8.6%，男性（10.7%）高于女性（1.6%），18～44 岁组、45～59 岁组和 60 岁及以上组分别为 5.4%、12.7% 和 15.2%。无论男性和女性，饮酒者有害饮酒率均随年龄增长而升高。

城市和农村饮酒者有害饮酒率分别为 6.9% 和 10.5%。农村男性（12.7%）饮酒者有害饮酒率高于城市男性（9.0%），城乡女性饮酒者有害饮酒率相近。

东、中、西部地区饮酒者有害饮酒率分别为 9.1%、8.4% 和 7.7%。中部城市饮酒者有害饮酒率（7.5%）略高于其他地区，农村则以东部地区饮酒者有害饮酒率最高（12.8%），见表 2-2-16。

表 2-2-16　不同性别、年龄、地区饮酒者有害饮酒率　　　单位：%

分组		合计				城市				农村			
		小计	东部	中部	西部	小计	东部	中部	西部	小计	东部	中部	西部
合计	小计	8.6	9.1	8.4	7.7	6.9	6.9	7.5	6.2	10.5	12.8	9.3	9.0
	18～44 岁	5.4	5.0	5.4	5.8	4.7	4.3	5.4	4.7	6.2	6.4	5.4	6.8
	45～59 岁	12.7	14.2	12.4	10.1	10.3	10.6	10.8	8.6	15.3	19.2	13.9	11.3
	60 岁及以上	15.2	17.7	13.7	12.5	12.1	13.7	11.0	9.8	17.8	22.2	15.9	14.1
男性	小计	10.7	11.7	10.4	9.5	9.0	9.1	9.7	7.7	12.7	15.8	11.0	10.8
	18～44 岁	6.9	6.7	6.8	7.3	6.2	5.8	7.1	6.0	7.7	8.3	6.5	8.4
	45～59 岁	15.7	17.8	15.3	12.0	13.1	13.7	13.8	10.3	18.4	23.3	16.7	13.3
	60 岁及以上	18.0	21.7	15.8	14.5	14.8	17.4	13.1	11.5	20.7	26.2	17.8	16.5
女性	小计	1.6	1.4	1.8	2.0	1.3	0.9	1.6	1.7	2.2	2.3	2.0	2.2
	18～44 岁	0.8	0.3	1.2	1.1	0.8	0.4	1.3	1.1	0.9	0.3	0.9	1.1
	45～59 岁	2.3	2.4	1.8	2.9	1.8	1.6	1.5	3.1	3.0	3.7	2.2	2.8
	60 岁及以上	4.9	4.8	5.1	5.0	3.0	2.8	3.5	2.9	6.7	7.3	6.7	6.1

3. 饮酒者单次大量饮酒率　　2018 年我国 18 岁及以上饮酒者单次大量饮酒率为 39.8%，男性（46.8%）高于女性（17.5%），18～44 岁组（41.0%）和 45～59 岁组（42.4%）高于 60 岁及以上组（29.1%）。男性饮酒者单次大量饮酒率以 45～59 岁组（49.6%）最高，女性则以 18～44 岁组（18.2%）最高。

城市和农村饮酒者单次大量饮酒率分别为 38.4% 和 41.4%。无论男性和女性，农村饮酒者单次大量饮酒率均高于城市。

东、中、西部地区饮酒者单次大量饮酒率分别为 37.1%、40.7% 和 43.5%。无论城市和农村，东、中、西部地区饮酒者单次大量饮酒率均依次升高。见表 2-2-17。

表 2-2-17　不同性别、年龄、地区饮酒者单次大量饮酒率　　　单位：%

分组		合计				城市				农村			
		小计	东部	中部	西部	小计	东部	中部	西部	小计	东部	中部	西部
合计	小计	39.8	37.1	40.7	43.5	38.4	36.5	38.8	42.8	41.4	38.2	42.6	44.1
	18～44 岁	41.0	37.1	42.5	46.1	38.9	35.9	40.3	44.7	43.8	39.6	44.7	47.4
	45～59 岁	42.4	40.9	43.3	44.2	41.5	41.0	40.9	44.0	43.4	40.8	45.6	44.3
	60 岁及以上	29.1	29.3	27.6	30.5	28.9	29.9	26.3	30.1	29.2	28.6	28.6	30.8

分组		合计				城市				农村			
		小计	东部	中部	西部	小计	东部	中部	西部	小计	东部	中部	西部
男性	小计	46.8	44.5	47.6	49.7	46.0	44.3	46.7	49.6	47.6	45.0	48.5	49.9
	18~44 岁	48.6	45.1	50.0	53.0	47.2	44.0	49.1	52.4	50.4	47.1	50.8	53.5
	45~59 岁	49.6	48.5	50.8	50.1	49.1	49.1	48.5	50.0	50.1	47.7	52.8	50.1
	60 岁及以上	33.3	34.1	31.1	34.6	33.3	34.7	30.4	34.1	33.2	33.4	31.6	35.0
女性	小计	17.5	14.9	17.5	22.7	17.1	15.0	17.3	22.3	18.1	14.6	17.7	23.1
	18~44 岁	18.2	14.6	18.7	24.3	17.1	14.3	18.1	22.9	20.0	15.3	19.6	25.9
	45~59 岁	17.6	16.2	16.4	22.1	18.3	16.7	17.4	24.0	16.6	15.4	15.2	20.4
	60 岁及以上	13.9	13.6	13.3	15.3	14.4	15.8	12.2	13.5	13.5	10.8	14.3	16.3

三、膳食

（一）样本情况

膳食部分有效样本量为 179 699 人，其中男性 79 594 人，女性 100 105 人；城市 73 022 人，农村 106 677 人；东、中、西部地区分别为 66 855 人、51 737 人和 61 107 人。

（二）蔬菜水果

1. **蔬菜水果摄入量**　2018 年我国 18 岁及以上居民平均每日蔬菜水果摄入量为 483.6g，男性（473.2g）略低于女性（494.1g），18~44 岁组（496.4g）高于 45~59 岁组（486.0g）和 60 岁及以上组（436.2g）。男性和女性均以 60 岁及以上组摄入量最低。

城市和农村居民平均每日蔬菜水果摄入量分别为 522.6g 和 442.0g。无论男性和女性，城市居民日均蔬菜水果摄入量均高于农村。

东、中、西部地区居民平均每日蔬菜水果摄入量分别为 507.3g、478.2g 和 451.5g。东部城市居民的平均每日蔬菜水果摄入量高于中部和西部，西部农村居民平均每日蔬菜水果摄入量低于东部和中部。见表 2-2-18。

表 2-2-18　不同性别、年龄、地区居民平均每日蔬菜水果摄入量　　　　单位：g

分组		合计				城市				农村			
		小计	东部	中部	西部	小计	东部	中部	西部	小计	东部	中部	西部
合计	小计	483.6	507.3	478.2	451.5	522.6	539.3	509.0	501.5	442.0	457.4	451.5	414.1
	18~44 岁	496.4	518.4	491.5	466.1	526.0	540.7	511.1	510.4	460.0	476.2	472.9	428.9
	45~59 岁	486.0	514.9	481.3	443.0	528.2	552.1	515.2	490.2	445.6	466.4	453.6	410.4
	60 岁及以上	436.2	456.1	428.7	414.6	498.7	511.5	490.3	481.5	387.3	396.6	387.0	377.0

续表

分组		合计				城市				农村			
		小计	东部	中部	西部	小计	东部	中部	西部	小计	东部	中部	西部
男性	小计	473.2	493.7	468.0	446.2	502.8	516.6	487.7	489.9	441.4	457.1	451.1	413.8
	18~44 岁	480.5	498.2	476.1	456.9	502.8	513.1	487.7	496.7	453.2	469.2	465.2	424.2
	45~59 岁	475.1	504.2	468.5	434.3	504.2	529.6	484.1	472.6	446.9	470.5	455.6	407.8
	60 岁及以上	444.3	459.8	439.8	426.3	500.7	510.3	494.2	488.6	400.4	405.7	403.3	391.3
女性	小计	494.1	521.0	488.2	456.9	542.7	562.6	529.9	513.4	442.5	457.6	451.9	414.4
	18~44 岁	512.5	539.1	506.8	475.6	549.8	569.6	533.9	524.5	467.0	483.2	480.6	433.9
	45~59 岁	497.2	525.9	494.3	452.0	552.9	575.3	547.0	508.5	444.3	462.2	451.5	413.1
	60 岁及以上	428.6	452.7	418.1	403.1	496.9	512.7	486.6	474.7	374.8	388.1	371.1	363.1

2. 蔬菜水果摄入不足率 2018 年我国 18 岁及以上居民蔬菜水果摄入不足率为 44.7%，男性（45.8%）略高于女性（43.6%），60 岁及以上组（51.1）高于 18~44 岁组（43.3%）和 45~59 岁组（43.6%）。

城市和农村居民蔬菜水果摄入不足率分别为 38.7% 和 51.2%。无论男性和女性，农村居民蔬菜水果摄入不足率均高于城市。

东、中、西部地区居民蔬菜水果摄入不足率分别为 40.7%、46.4% 和 49.4%。无论城市和农村，东、中、西部地区居民蔬菜水果摄入不足率均依次升高。见表 2-2-19。

表 2-2-19 不同性别、年龄、地区居民蔬菜水果摄入不足率 单位：%

分组		合计				城市				农村			
		小计	东部	中部	西部	小计	东部	中部	西部	小计	东部	中部	西部
合计	小计	44.7	40.7	46.4	49.4	38.7	35.9	39.9	43.3	51.2	48.0	51.9	53.9
	18~44 岁	43.3	39.4	45.0	47.9	38.6	36.1	39.7	43.2	49.1	45.6	50.1	51.8
	45~59 岁	43.6	38.9	45.3	49.3	36.8	33.2	38.9	42.5	50.0	46.3	50.6	53.9
	60 岁及以上	51.1	47.9	52.5	54.4	41.8	39.7	42.8	45.2	58.4	56.7	59.1	59.6
男性	小计	45.8	42.2	47.5	49.6	40.8	38.8	42.3	43.7	51.1	47.6	52.1	54.0
	18~44 岁	45.4	42.2	47.1	48.6	41.5	40.2	42.7	43.3	50.1	46.0	51.2	52.9
	45~59 岁	44.5	39.3	46.6	50.4	39.0	34.7	42.2	44.8	49.7	45.5	50.2	54.3
	60 岁及以上	49.3	46.6	50.5	52.0	40.6	39.1	40.6	43.8	56.1	54.5	57.2	56.6
女性	小计	43.6	39.1	45.2	49.1	36.5	33.0	37.7	42.9	51.2	48.5	51.7	53.8
	18~44 岁	41.3	36.5	42.9	47.2	35.6	31.8	36.7	43.1	48.2	45.1	48.9	50.6
	45~59 岁	42.6	38.4	44.0	48.1	34.6	31.7	35.5	40.1	50.3	47.1	50.9	53.6
	60 岁及以上	52.8	49.1	54.4	56.8	43.0	40.3	44.9	46.5	60.6	58.7	61.0	62.5

（三）红肉（猪肉、牛肉、羊肉等）类

1. **红肉摄入量** 2018 年我国 18 岁及以上居民平均每日红肉（猪肉、牛肉、羊肉等）摄入量为 107.1g，男性（129.4g）明显高于女性（84.5g），18～44 岁组（122.3g）高于 45～59 岁组（94.7g）和 60 岁及以上组（73.2g）。无论男性和女性，平均每日红肉摄入量均随年龄增长呈逐渐减少的趋势。

城市和农村居民平均每日红肉摄入量分别为 121.6g 和 91.5g。无论男性和女性，城市居民平均每日红肉摄入量均高于农村。

东、中、西部地区居民平均每日红肉摄入量分别为 117.1g、82.6g 和 120.1g。东部城市地区高于中部和西部，西部农村地区高于东部和中部。见表 2-2-20。

表 2-2-20 不同性别、年龄、地区居民人均每日红肉摄入量　　　　单位：g

分组		合计				城市				农村			
		小计	东部	中部	西部	小计	东部	中部	西部	小计	东部	中部	西部
合计	小计	107.1	117.1	82.6	120.1	121.6	131.2	99.3	128.2	91.5	95.0	68.1	114.0
	18～44 岁	122.3	136.0	96.0	130.9	136.9	148.9	115.1	136.3	104.4	111.6	78.0	126.3
	45～59 岁	94.7	100.7	72.1	113.2	104.4	109.9	83.0	121.2	85.4	88.5	63.1	107.7
	60 岁及以上	73.2	75.2	53.3	93.7	84.4	87.6	63.4	105.2	64.4	61.8	46.4	87.2
男性	小计	129.4	142.1	101.1	142.1	146.5	156.3	122.5	153.9	111.1	119.4	82.8	133.3
	18～44 岁	148.7	165.5	118.6	155.8	166.4	177.7	144.8	166.1	126.9	141.8	94.2	147.3
	45～59 岁	112.7	121.1	86.3	131.7	122.6	130.1	97.1	140.3	103.2	109.2	77.3	125.8
	60 岁及以上	86.6	88.4	64.7	109.5	98.5	100.8	75.6	123.4	77.3	75.1	57.4	101.6
女性	小计	84.5	91.8	64.2	97.4	96.4	105.4	76.7	101.9	71.9	71.1	53.4	94.0
	18～44 岁	95.4	105.5	73.7	104.8	106.7	118.6	86.2	105.7	81.6	81.7	61.7	104.1
	45～59 岁	76.2	79.8	57.7	94.0	85.6	89.1	68.5	101.3	67.4	67.8	49.0	88.9
	60 岁及以上	60.5	62.9	42.3	78.2	71.1	75.4	51.8	87.2	52.1	49.4	35.8	73.1

2. **红肉摄入过多率** 2018 年我国 18 岁及以上居民每日红肉摄入过多率为 42.0%，男性（49.3%）高于女性（34.7%）；18～44 岁组最高（47.8%），居民每日红肉摄入过多率随着年龄增高逐渐降低。

城市和农村居民平均每日红肉摄入过多率分别为 48.0% 和 35.7%。无论男性和女性，城市居民平均每日红肉摄入过多率均高于农村。

东、中、西部地区居民平均每日红肉摄入过多率分别为 45.0%、31.8% 和 49.5%。无论城市和农村，西部地区居民红肉摄入过多率均高于东部和中部地区。见表 2-2-21。

表 2-2-21 不同性别、年龄、地区居民平均每日红肉摄入过多率　　　单位：%

分组		合计				城市				农村			
		小计	东部	中部	西部	小计	东部	中部	西部	小计	东部	中部	西部
合计	小计	42.0	45.0	31.8	49.5	48.0	51.2	38.1	53.4	35.7	35.3	26.4	46.5
	18~44 岁	47.8	52.5	36.7	53.2	53.7	58.3	43.1	56.5	40.6	41.5	30.7	50.5
	45~59 岁	37.7	38.5	28.5	48.0	41.9	42.8	33.6	51.4	33.6	32.8	24.3	45.6
	60 岁及以上	28.7	28.4	20.4	38.9	33.5	33.6	25.6	43.6	24.9	22.8	16.9	36.2
男性	小计	49.3	52.5	38.5	56.8	55.8	58.3	46.0	62.2	42.4	43.2	32.1	52.8
	18~44 岁	55.8	60.6	44.2	61.3	62.3	65.6	52.4	66.5	47.9	50.8	36.6	57.1
	45~59 岁	44.5	45.9	34.6	54.6	48.8	50.3	39.7	58.2	40.3	40.1	30.4	52.1
	60 岁及以上	33.7	33.1	25.1	44.5	38.8	38.2	31.0	50.3	29.7	27.6	21.2	41.3
女性	小计	34.7	37.4	25.2	41.8	40.1	43.9	30.3	44.4	28.9	27.5	20.7	39.9
	18~44 岁	39.7	44.1	29.3	44.8	45.0	50.6	34.0	46.2	33.1	32.2	24.8	43.5
	45~59 岁	30.7	30.9	22.3	41.1	34.8	35.2	27.3	44.3	26.8	25.4	18.2	39.0
	60 岁及以上	24.0	24.1	15.9	33.3	28.5	29.4	20.4	37.1	20.4	18.4	12.7	31.2

四、身体活动

（一）样本情况

身体活动部分有效样本量为 183 789 人，其中男性 81 522 人，女性 102 267 人；城市 74 880 人，农村 108 909 人；东、中、西部地区分别为 68 300 人、52 930 人、62 559 人。

（二）身体活动不足

2018 年我国 18 岁及以上居民身体活动不足率为 22.3%，男性（24.4%）高于女性（20.2%），18~44 岁组（23.9%）与 60 岁及以上组（23.1%）相近，高于 45~59 岁组（18.2%）。男性以 18~44 岁组为最高（26.2%），女性以 60 岁及以上组为最高（22.8%）。

城市和农村居民身体活动不足率分别为 22.0% 和 22.6%。无论男性和女性，城市和农村居民身体活动不足率均相近。

东、中、西部地区居民身体活动不足率分别为 22.7%、24.0% 和 19.6%。东部和中部城市居民身体活动不足率相近，高于西部城市；中部农村居民身体活动不足率高于其他地区，见表 2-2-22。

表 2-2-22 不同性别、年龄、地区居民身体活动不足率 单位：%

分组		合计				城市				农村			
		小计	东部	中部	西部	小计	东部	中部	西部	小计	东部	中部	西部
合计	小计	22.3	22.7	24.0	19.6	22.0	22.9	22.0	20.1	22.6	22.5	25.8	19.2
	18~44 岁	23.9	24.1	26.2	20.9	24.0	24.4	24.6	22.4	23.7	23.5	27.7	19.6
	45~59 岁	18.2	19.1	18.9	15.7	18.1	20.1	16.8	15.4	18.2	17.8	20.5	16.0
	60 岁及以上	23.1	23.5	24.8	20.6	20.1	20.8	20.4	18.1	25.6	26.4	27.9	22.0
男性	小计	24.4	25.0	26.5	21.1	24.3	24.7	25.4	21.8	24.6	25.4	27.4	20.5
	18~44 岁	26.2	26.2	29.2	22.7	26.1	25.5	28.9	24.1	26.2	27.5	29.4	21.5
	45~59 岁	21.1	22.6	21.6	17.7	21.4	23.9	19.8	17.8	20.7	20.9	23.1	17.7
	60 岁及以上	23.5	24.5	24.8	20.5	21.2	22.6	21.0	18.6	25.2	26.5	27.4	21.5
女性	小计	20.2	20.4	21.6	18.1	19.8	21.0	18.6	18.4	20.7	19.5	24.3	17.8
	18~44 岁	21.6	22.0	23.1	19.1	21.9	23.3	20.3	20.7	21.2	19.4	25.9	17.7
	45~59 岁	15.2	15.5	16.1	13.7	14.8	16.2	13.7	12.9	15.7	14.5	18.0	14.3
	60 岁及以上	22.8	22.5	24.9	20.7	18.9	19.0	19.9	17.6	25.9	26.4	28.4	22.5

（三）业余锻炼情况

1. **经常锻炼率** 2018 年我国 18 岁及以上居民经常锻炼率为 15.8%，男性（17.0%）高于女性（14.6%），18~44 岁组、45~59 岁组和 60 岁及以上组分别为 16.7%、15.5% 和 13.1%。男性经常锻炼率随年龄增长而降低；女性则以 45~59 岁组为最高，60 岁及以上组为最低。

城市和农村居民经常锻炼率分别为 19.7% 和 11.7%。无论男性和女性，城市居民经常锻炼率均高于农村。

东、中、西部地区居民经常锻炼率分别为 19.4%、14.1% 和 12.0%。城市和农村均以东部地区最高，西部地区最低，见表 2-2-23。

表 2-2-23 不同性别、年龄、地区居民经常锻炼率 单位：%

分组		合计				城市				农村			
		小计	东部	中部	西部	小计	东部	中部	西部	小计	东部	中部	西部
合计	小计	15.8	19.4	14.1	12.0	19.7	22.3	18.1	15.5	11.7	14.8	10.6	9.4
	18~44 岁	16.7	21.2	14.2	12.5	20.2	23.8	17.5	15.1	12.5	16.3	11.1	10.3
	45~59 岁	15.5	17.9	15.1	12.1	19.6	20.6	19.8	17.0	11.6	14.3	11.3	8.7
	60 岁及以上	13.1	15.5	12.3	10.4	17.7	18.8	17.9	14.8	9.5	11.9	8.6	7.9
男性	小计	17.0	21.6	14.7	12.3	21.6	25.1	19.6	16.2	12.1	16.2	10.5	9.4
	18~44 岁	18.7	24.6	15.2	13.1	23.0	27.5	19.5	16.5	13.5	19.0	11.2	10.3
	45~59 岁	15.3	17.8	15.1	11.4	19.8	21.0	20.6	15.8	11.0	13.5	10.6	8.3
	60 岁及以上	13.7	16.8	12.3	10.8	18.8	20.5	18.4	15.5	9.8	12.7	8.1	8.2

续表

分组		合计				城市				农村			
		小计	东部	中部	西部	小计	东部	中部	西部	小计	东部	中部	西部
女性	小计	14.6	17.1	13.6	11.7	17.7	19.5	16.7	14.7	11.3	13.5	10.8	9.5
	18~44 岁	14.7	17.6	13.2	11.8	17.3	19.8	15.6	13.5	11.6	13.5	10.9	10.4
	45~59 岁	15.7	18.0	15.1	12.8	19.4	20.1	18.9	18.3	12.3	15.2	11.9	9.0
	60 岁及以上	12.5	14.3	12.4	10.0	16.6	17.3	17.4	14.1	9.3	11.0	9.0	7.6

2. 从不锻炼率 2018 年我国 18 岁及以上居民从不锻炼率为 78.0%，女性（80.8%）略高于男性（75.2%），18~44 岁组、45~59 岁组和 60 岁及以上组分别为 74.7%、80.9% 和 84.9%。男性和女性从不锻炼率均以 60 岁及以上组为最高（分别为 84.2% 和 85.6%），以 18~44 岁组为最低（分别为 70.3% 和 79.2%）。

城市和农村居民从不锻炼率分别为 72.4% 和 83.9%。无论男性和女性，农村居民从不锻炼率均高于城市。

东、中、西部地区居民从不锻炼率分别为 73.5%、80.5% 和 82.3%。无论城市和农村，东、中、西部地区居民从不锻炼率均依次升高，见表 2-2-24。

表 2-2-24 不同性别、年龄、地区居民从不锻炼率　　　　单位：%

分组		合计				城市				农村			
		小计	东部	中部	西部	小计	东部	中部	西部	小计	东部	中部	西部
合计	小计	78.0	73.5	80.5	82.3	72.4	68.9	75.0	77.2	83.9	80.6	85.3	86.1
	18~44 岁	74.7	68.8	78.5	79.8	69.1	64.3	73.1	75.0	81.6	77.2	83.6	83.8
	45~59 岁	80.9	78.4	81.5	84.4	76.3	75.2	76.2	79.0	85.3	82.5	85.8	88.2
	60 岁及以上	84.9	82.5	85.7	87.6	80.3	78.9	80.2	83.5	88.6	86.5	89.5	90.0
男性	小计	75.2	69.3	78.7	80.7	68.6	63.9	72.0	74.8	82.4	77.9	84.4	85.1
	18~44 岁	70.3	62.4	75.5	77.0	63.4	57.3	68.9	70.9	78.7	72.2	81.8	82.1
	45~59 岁	80.8	78.1	81.1	85.1	75.8	74.2	75.1	80.3	85.7	83.2	86.0	88.4
	60 岁及以上	84.2	81.0	85.7	87.1	79.2	77.1	79.8	82.9	88.1	85.2	89.6	89.5
女性	小计	80.8	77.7	82.3	83.9	76.3	74.0	77.8	79.6	85.5	83.3	86.2	87.2
	18~44 岁	79.2	75.4	81.5	82.6	74.9	71.7	77.3	79.3	84.4	82.4	85.4	85.5
	45~59 岁	81.0	78.7	81.9	83.8	76.9	76.3	77.4	77.7	84.9	81.7	85.6	88.1
	60 岁及以上	85.6	83.9	85.7	88.1	81.3	80.5	80.5	84.1	89.0	87.6	89.3	90.4

（四）静态生活方式

1. 每日总静态行为时间 2018 年我国 18 岁及以上居民平均每日总静态行为时间为 4.7 小时，男性和女性相等，18~44 岁组、45~59 岁组和 60 岁及以上组分别为 5.2 小时、4.0 小时和 4.1 小时。男性和女性平均每日总静态行为时间均以 18~44 岁组为最高（均为 5.2 小时），以 45~59 岁组为最低（分别为 4.1 小时和 3.9 小时）。

城市和农村居民平均每日总静态行为时间分别为 5.2 小时和 4.2 小时。无论男性和女性，城市居民平均每日总静态行为时间均高于农村。

东、中、西部地区居民平均每日总静态行为时间分别为 5.1 小时、4.6 小时和 4.2 小时，见表 2-2-25。

表 2-2-25　不同性别、年龄、地区居民平均每日总静态行为时间　　　单位：小时

分组		合计				城市				农村			
		小计	东部	中部	西部	小计	东部	中部	西部	小计	东部	中部	西部
合计	小计	4.7	5.1	4.6	4.2	5.2	5.5	5.1	4.8	4.2	4.5	4.1	3.8
	18~44 岁	5.2	5.7	5.0	4.6	5.8	6.1	5.6	5.2	4.5	5.1	4.3	4.0
	45~59 岁	4.0	4.2	4.0	3.7	4.4	4.5	4.3	4.1	3.7	3.8	3.7	3.4
	60 岁及以上	4.1	4.3	4.1	3.8	4.3	4.4	4.3	4.0	3.9	4.1	4.0	3.7
男性	小计	4.7	5.2	4.6	4.2	5.3	5.5	5.1	4.8	4.2	4.6	4.2	3.8
	18~44 岁	5.2	5.7	5.0	4.5	5.7	6.1	5.6	5.1	4.5	5.1	4.5	3.9
	45~59 岁	4.1	4.3	4.1	3.8	4.5	4.7	4.4	4.3	3.7	3.9	3.8	3.5
	60 岁及以上	4.2	4.4	4.1	3.8	4.4	4.6	4.4	4.1	4.0	4.2	4.0	3.7
女性	小计	4.7	5.0	4.5	4.2	5.2	5.4	5.1	4.8	4.1	4.5	4.0	3.8
	18~44 岁	5.2	5.7	4.9	4.6	5.8	6.0	5.7	5.3	4.5	5.1	4.2	4.1
	45~59 岁	3.9	4.0	3.9	3.6	4.2	4.3	4.3	4.0	3.6	3.7	3.6	3.3
	60 岁及以上	4.0	4.1	4.0	3.8	4.1	4.2	4.1	4.0	3.9	4.0	4.0	3.6

2. 平均每日业余静态行为时间　2018 年我国 18 岁及以上居民平均每日业余静态行为时间为 3.2 小时，男性（3.3 小时）和女性（3.1 小时）差别不明显，18~44 岁组、45~59 岁组和 60 岁及以上组分别为 3.8 小时、2.6 小时和 2.1 小时。男性、女性均以 18~44 岁组为最高（分别为 3.9 小时和 3.7 小时），并且随年龄增长而减少。

城市和农村居民平均每日业余静态行为时间分别为 3.7 小时和 2.7 小时。无论男性和女性，城市居民平均每日业余静态行为时间均高于农村。

东、中、西部地区居民平均每日业余静态行为时间分别为 3.5 小时、3.1 小时和 2.9 小时。无论城市和农村，东部地区居民平均每日业余静态行为时间均略高于其他地区。见表 2-2-26。

表 2-2-26　不同性别、年龄、地区居民平均每日业余静态行为时间　　　单位：小时

分组		合计				城市				农村			
		小计	东部	中部	西部	小计	东部	中部	西部	小计	东部	中部	西部
合计	小计	3.2	3.5	3.1	2.9	3.7	3.9	3.5	3.5	2.7	2.8	2.7	2.5
	18~44 岁	3.8	4.2	3.6	3.4	4.3	4.5	4.1	4.0	3.2	3.5	3.2	3.0
	45~59 岁	2.6	2.7	2.5	2.4	2.9	3.0	2.9	2.9	2.2	2.3	2.2	2.1
	60 岁及以上	2.1	2.3	2.1	1.9	2.5	2.6	2.5	2.3	1.8	1.8	1.8	1.7

续表

分组		合计				城市				农村			
		小计	东部	中部	西部	小计	东部	中部	西部	小计	东部	中部	西部
男性	小计	3.3	3.6	3.2	3.0	3.8	4.0	3.6	3.5	2.8	3.0	2.9	2.6
	18～44 岁	3.9	4.2	3.7	3.4	4.3	4.5	4.0	4.0	3.4	3.7	3.4	3.0
	45～59 岁	2.7	2.9	2.7	2.5	3.1	3.2	3.0	3.0	2.4	2.5	2.5	2.2
	60 岁及以上	2.3	2.5	2.3	2.1	2.8	2.9	2.7	2.5	2.0	2.1	2.1	1.9
女性	小计	3.1	3.3	2.9	2.9	3.6	3.8	3.5	3.4	2.5	2.6	2.5	2.4
	18～44 岁	3.7	4.1	3.5	3.5	4.3	4.4	4.1	4.0	3.1	3.4	3.0	3.0
	45～59 岁	2.4	2.5	2.4	2.2	2.8	2.8	2.8	2.7	2.0	2.1	2.0	1.9
	60 岁及以上	1.9	2.0	1.8	1.7	2.3	2.4	2.3	2.2	1.5	1.6	1.6	1.5

3. 每日屏幕时间　2018 年我国 18 岁及以上居民平均每日屏幕时间为 3.1 小时，男性和女性分别为 3.2 小时和 2.9 小时，18～44 岁组、45～59 岁组和 60 岁及以上组分别为 3.6 小时、2.5 小时和 2.0 小时。男性和女性均以 18～44 岁组为最高（分别为 3.7 小时和 3.5 小时）。

城市和农村居民平均每日屏幕时间分别为 3.5 小时和 2.6 小时。无论男性和女性，城市居民平均每日屏幕时间均高于农村。

东、中、西部地区居民平均每日屏幕时间分别为 3.3 小时、2.9 小时和 2.8 小时。无论城市和农村，东部地区居民每日屏幕时间均略高于其他地区。见表 2-2-27。

表 2-2-27　不同性别、年龄、地区居民平均每日屏幕时间　　　　　　单位：小时

分组		合计				城市				农村			
		小计	东部	中部	西部	小计	东部	中部	西部	小计	东部	中部	西部
合计	小计	3.1	3.3	2.9	2.8	3.5	3.7	3.3	3.3	2.6	2.7	2.6	2.4
	18～44 岁	3.6	3.9	3.4	3.3	4.0	4.2	3.8	3.8	3.1	3.4	3.1	2.9
	45～59 岁	2.5	2.6	2.5	2.3	2.8	2.9	2.8	2.8	2.2	2.2	2.2	2.0
	60 岁及以上	2.0	2.1	2.0	1.9	2.4	2.5	2.3	2.2	1.7	1.8	1.8	1.7
男性	小计	3.2	3.4	3.1	2.9	3.6	3.8	3.4	3.4	2.7	2.9	2.8	2.5
	18～44 岁	3.7	4.0	3.5	3.3	4.1	4.3	3.8	3.8	3.2	3.5	3.3	2.9
	45～59 岁	2.6	2.8	2.6	2.4	3.0	3.0	2.9	2.9	2.3	2.4	2.4	2.1
	60 岁及以上	2.2	2.4	2.2	2.0	2.5	2.7	2.5	2.3	2.0	2.0	2.0	1.8
女性	小计	2.9	3.2	2.8	2.7	3.4	3.5	3.3	3.3	2.4	2.6	2.4	2.3
	18～44 岁	3.5	3.8	3.4	3.3	4.0	4.2	3.8	3.8	3.0	3.3	2.9	2.8
	45～59 岁	2.3	2.4	2.3	2.2	2.7	2.7	2.7	2.6	2.0	2.0	2.0	1.9
	60 岁及以上	1.8	1.9	1.8	1.7	2.2	2.3	2.2	2.1	1.5	1.6	1.5	1.5

（五）睡眠情况

2018 年我国 18 岁及以上居民平均每日睡眠时间为 7.6 小时，男性与女性一致，18～44 岁组、45～59 岁组和 60 岁及以上组平均每日睡眠时间分别为 7.7 小时、7.3 小时和 7.3 小时。

城市居民平均每日睡眠时间（7.5 小时）与农村居民（7.7 小时）基本一致。

东、中、西部地区居民平均每日睡眠时间分别为 7.5 小时、7.6 小时和 7.7 小时。无论城市和农村，东、中、西部地区居民平均每日睡眠时间均相近。见表 2-2-28。

表 2-2-28　不同性别、年龄、地区居民平均每日睡眠时间　　　　　单位：小时

分组		合计				城市				农村			
		小计	东部	中部	西部	小计	东部	中部	西部	小计	东部	中部	西部
合计	小计	7.6	7.5	7.6	7.7	7.5	7.4	7.5	7.7	7.7	7.6	7.7	7.8
	18～44 岁	7.7	7.6	7.8	7.9	7.7	7.6	7.7	7.8	7.9	7.8	7.9	7.9
	45～59 岁	7.3	7.2	7.4	7.5	7.2	7.2	7.2	7.4	7.5	7.4	7.5	7.5
	60 岁及以上	7.3	7.2	7.3	7.5	7.2	7.1	7.2	7.4	7.4	7.3	7.4	7.5
男性	小计	7.6	7.5	7.6	7.7	7.5	7.4	7.5	7.7	7.6	7.6	7.6	7.7
	18～44 岁	7.7	7.6	7.7	7.8	7.6	7.5	7.6	7.8	7.8	7.7	7.7	7.9
	45～59 岁	7.4	7.3	7.4	7.5	7.2	7.2	7.2	7.4	7.5	7.4	7.5	7.6
	60 岁及以上	7.5	7.4	7.5	7.6	7.4	7.3	7.4	7.5	7.5	7.4	7.5	7.6
女性	小计	7.6	7.5	7.6	7.7	7.5	7.4	7.5	7.6	7.7	7.5	7.7	7.8
	18～44 岁	7.8	7.7	7.9	7.9	7.7	7.7	7.8	7.8	7.9	7.8	8.0	8.0
	45～59 岁	7.3	7.2	7.4	7.5	7.2	7.1	7.3	7.4	7.4	7.4	7.4	7.5
	60 岁及以上	7.2	7.1	7.2	7.3	7.0	6.9	7.0	7.2	7.3	7.2	7.4	7.4

第三节　主要慢性病患病情况

一、超重与肥胖

（一）样本情况

超重与肥胖部分有效样本量为 179 125 人，其中男性 79 135 人，女性 99 990 人；城市 73 016 人，农村 106 109 人；东、中、西部地区分别为 66 991 人、50 917 人和 61 217 人。

（二）健康体重率

2018 年我国 18 岁及以上居民健康体重率为 45.0%，男性（41.8%）低于女性（48.2%），18～44 岁组、45～59 岁组和 60 岁及以上组分别为 47.6%、38.7% 和 45.9%。男性健康体

重率以 60 岁及以上组为最高（48.9%），女性则以 18～44 岁组为最高（53.9%）。

城市和农村居民健康体重率分别为 43.7% 和 46.4%。城市男性健康体重率（37.4%）低于农村男性（46.6%），城市女性健康体重率（50.0%）高于农村女性（46.2%）。

东、中、西部地区居民健康体重率分别为 43.4%、43.7% 和 49.2%。无论城市和农村，西部地区居民健康体重率均高于其他地区。见表 2-3-1。

表 2-3-1　不同性别、年龄、地区居民健康体重率　　　　　单位：%

分组		合计				城市				农村			
		小计	东部	中部	西部	小计	东部	中部	西部	小计	东部	中部	西部
合计	小计	45.0	43.4	43.7	49.2	43.7	43.0	42.9	46.2	46.4	43.9	44.4	51.5
	18～44 岁	47.6	46.6	46.0	51.1	46.7	46.3	46.0	48.4	48.7	47.0	45.9	53.3
	45～59 岁	38.7	36.9	37.9	42.8	38.1	37.2	38.3	40.1	39.3	36.6	37.5	44.6
	60 岁及以上	45.9	42.4	45.1	52.2	40.5	39.0	38.6	46.4	50.2	46.2	49.6	55.5
男性	小计	41.8	39.2	40.0	48.2	37.4	36.2	36.3	41.6	46.6	43.8	43.4	53.1
	18～44 岁	41.3	38.8	39.1	47.5	37.3	36.5	36.1	40.6	46.2	43.3	42.1	53.4
	45～59 岁	38.5	36.1	37.1	44.2	35.0	33.1	34.7	39.9	41.9	40.1	39.2	47.1
	60 岁及以上	48.9	45.2	47.7	56.0	42.0	40.3	39.9	48.5	54.4	50.5	53.0	60.2
女性	小计	48.2	47.6	47.3	50.3	50.0	50.0	49.5	50.8	46.2	44.0	45.3	49.9
	18～44 岁	53.9	54.3	52.7	54.7	56.2	56.3	55.8	56.4	51.2	50.7	49.7	53.2
	45～59 岁	38.9	37.8	38.6	41.3	41.3	41.4	41.9	40.2	36.7	33.2	35.9	42.1
	60 岁及以上	43.0	39.8	42.6	48.4	39.0	37.7	37.3	44.3	46.1	42.2	46.2	50.8

（三）超重率

2018 年我国 18 岁及以上居民超重率为 34.3%，男性（36.1%）高于女性（32.5%），18～44 岁组、45～59 岁组和 60 岁及以上组分别为 30.4%、41.6% 和 36.6%。男性和女性超重率均以 45～59 岁组为最高，分别为 42.0% 和 41.2%。

城市和农村居民超重率分别为 34.4% 和 34.2%。城市男性超重率（37.8%）高于农村男性（34.4%），城市女性超重率（31.1%）低于农村女性（34.0%）。

东、中、西部地区居民超重率分别为 33.8%、36.5% 和 32.6%。中部城市（36.3%）和农村地区（36.7%）居民的超重率均高于东部和西部的城乡地区。见表 2-3-2。

表 2-3-2　不同性别、年龄、地区居民超重率　　　　　单位：%

分组		合计				城市				农村			
		小计	东部	中部	西部	小计	东部	中部	西部	小计	东部	中部	西部
合计	小计	34.3	33.8	36.5	32.6	34.4	33.7	36.3	33.9	34.2	34.1	36.7	31.6
	18～44 岁	30.4	28.9	33.2	29.6	30.0	28.7	32.1	30.3	30.8	29.1	34.2	29.0
	45～59 岁	41.6	41.9	42.5	39.9	41.9	41.9	41.9	41.8	41.3	41.8	43.0	38.6
	60 岁及以上	36.6	38.4	38.2	32.1	40.6	41.0	43.0	36.5	33.5	35.7	34.8	29.6

分组		合计				城市				农村			
		小计	东部	中部	西部	小计	东部	中部	西部	小计	东部	中部	西部
男性	小计	36.1	36.0	38.9	33.3	37.8	37.3	39.9	36.1	34.4	33.8	38.0	31.2
	18～44 岁	33.6	32.4	37.1	31.7	34.5	33.5	36.8	34.1	32.5	30.2	37.3	29.8
	45～59 岁	42.0	42.6	43.7	38.7	43.9	44.8	44.6	41.0	40.0	39.6	42.9	37.2
	60 岁及以上	35.9	38.2	37.5	30.6	41.0	41.3	43.9	36.6	31.8	34.8	33.1	27.1
女性	小计	32.5	31.7	34.2	31.9	31.1	29.9	32.7	31.7	34.0	34.3	35.4	32.0
	18～44 岁	27.1	25.3	29.4	27.4	25.5	23.8	27.6	26.5	29.2	28.1	31.1	28.2
	45～59 岁	41.2	41.1	41.4	41.1	39.8	39.0	39.2	42.6	42.5	43.9	43.1	40.1
	60 岁及以上	37.4	38.7	38.8	33.6	40.1	40.6	42.1	36.4	35.2	36.6	36.5	32.0

（四）肥胖率

2018 年我国 18 岁及以上居民肥胖率为 16.4%，男性（18.2%）高于女性（14.7%），18～44 岁组、45～59 岁组和 60 岁及以上组分别为 16.4%、18.3% 和 13.6%。男性肥胖率随着年龄的增长而降低，以 18～44 岁组为最高（20.1%）；女性肥胖率则以 45～59 岁组为最高（18.4%）。

城市和农村居民肥胖率分别为 17.5% 和 15.3%。城市男性肥胖率（21.0%）高于农村男性（15.1%），城市女性肥胖率（14.0%）低于农村女性（15.5%）。

东、中、西部地区居民肥胖率分别为 18.4%、16.1% 和 13.6%。无论城市和农村，东、中、西部地区居民肥胖率均依次降低。见表 2-3-3。

表 2-3-3　不同性别、年龄、地区居民肥胖率　　　　　　　　单位：%

分组		合计				城市				农村			
		小计	东部	中部	西部	小计	东部	中部	西部	小计	东部	中部	西部
合计	小计	16.4	18.4	16.1	13.6	17.5	18.6	17.2	15.4	15.3	18.0	15.2	12.3
	18～44 岁	16.4	18.5	16.1	13.6	17.4	18.6	17.0	15.2	15.2	18.4	15.1	12.2
	45～59 岁	18.3	19.7	18.4	15.9	18.6	19.3	18.7	17.0	18.0	20.2	18.2	15.1
	60 岁及以上	13.6	16.1	12.9	10.7	16.3	17.8	15.7	13.6	11.6	14.2	11.0	9.2
男性	小计	18.2	20.9	17.5	14.4	21.0	22.5	20.6	18.1	15.1	18.4	14.8	11.6
	18～44 岁	20.1	23.5	19.3	15.6	23.1	24.8	22.8	19.7	16.4	21.2	15.9	12.2
	45～59 岁	18.3	19.7	18.3	15.8	19.7	20.4	19.7	18.3	16.8	18.9	17.0	14.0
	60 岁及以上	11.2	13.6	10.6	8.3	14.1	16.1	13.1	11.0	9.0	10.9	8.9	6.9
女性	小计	14.7	15.8	14.8	12.9	14.0	14.7	13.9	12.7	15.5	17.6	15.5	13.1
	18～44 岁	12.7	13.4	12.9	11.5	11.6	12.2	11.3	10.7	14.1	15.6	14.4	12.2
	45～59 岁	18.4	19.6	18.6	16.0	17.4	18.1	17.6	15.5	19.3	21.4	19.4	16.3
	60 岁及以上	16.0	18.4	15.1	13.1	18.3	19.4	18.1	16.1	14.1	17.4	13.0	11.4

（五）中心型肥胖率

2018 年我国 18 岁及以上居民中心型肥胖率为 35.2%，男性（37.2%）高于女性（33.3%），18～44 岁组、45～59 岁组和 60 岁及以上组分别为 30.0%、42.7% 和 41.5%。男性中心型肥胖率以 45～59 岁组（41.5%）为最高，女性中心型肥胖率则随年龄增长而上升，以 60 岁及以上组（48.6%）为最高。

城市和农村居民中心型肥胖率分别为 36.4% 和 34.0%。城市男性中心型肥胖率（41.7%）高于农村男性（32.3%），城市女性中心型肥胖率（31.0%）低于农村女性（35.8%）。

东、中、西部地区居民中心型肥胖率分别为 36.5%、35.5% 和 32.8%。东、中、西部城市中心型肥胖率无明显差异，东部农村中心型肥胖率（36.1%）则高于中部（34.9%）和西部（30.8%）地区。见表 2-3-4。

表 2-3-4　不同性别、年龄、地区居民中心型肥胖率　　　　　　　　　单位：%

分组		合计				城市				农村			
		小计	东部	中部	西部	小计	东部	中部	西部	小计	东部	中部	西部
合计	小计	35.2	36.5	35.5	32.8	36.4	36.8	36.2	35.6	34.0	36.1	34.9	30.8
	18～44 岁	30.0	30.6	30.7	28.4	31.0	31.3	30.8	30.4	28.9	29.3	30.5	26.7
	45～59 岁	42.7	43.7	42.9	40.7	43.5	44.0	42.6	43.5	41.9	43.3	43.1	38.7
	60 岁及以上	41.5	45.9	40.1	36.5	47.1	48.5	46.6	44.8	37.1	43.1	35.7	31.8
男性	小计	37.2	40.1	37.5	32.1	41.7	43.2	41.6	38.2	32.3	35.1	33.9	27.5
	18～44 岁	36.1	38.5	37.1	31.0	40.0	41.5	40.0	36.6	31.2	32.8	34.3	26.2
	45～59 岁	41.5	44.2	41.3	37.3	45.7	47.4	45.0	42.7	37.5	39.9	38.3	33.6
	60 岁及以上	34.2	39.1	32.8	28.3	42.0	43.8	42.1	38.0	28.0	34.1	26.4	22.9
女性	小计	33.3	33.0	33.6	33.6	31.0	30.3	30.9	32.9	35.8	37.0	36.0	34.2
	18～44 岁	24.0	22.6	24.4	25.8	21.9	20.8	21.9	24.2	26.6	25.8	26.8	27.2
	45～59 岁	43.8	43.2	44.3	44.2	41.2	40.5	40.2	44.4	46.3	46.7	47.7	44.1
	60 岁及以上	48.6	52.2	47.3	44.5	52.0	52.8	51.0	51.5	45.9	51.5	44.7	40.6

二、高血压及其控制

（一）样本情况

高血压及其控制部分有效样本量为 179 873 人，其中男性 79 469 人，女性 100 404 人；城市为 73 400 人，农村为 106 473 人；东、中、西部地区分别为 67 238 人、51 261 人和 61 374 人。

（二）高血压患病率

2018 年我国 18 岁及以上居民高血压患病率为 27.5%，男性（30.8%）高于女性（24.2%），18～44 岁组、45～59 岁组和 60 岁及以上组分别为 13.3%、37.8% 和 59.2%。无论男性和女性，高血压患病率随年龄增长而升高的趋势明显，均以 60 岁及以上组为最高（分别为 57.5% 和 61.0%）。18～44 岁和 45～59 岁组男性高血压患病率高于女性，而在 60 岁及以上组男性患病率则低于女性。

城市和农村居民高血压患病率分别为 25.7% 和 29.4%。农村男性高血压患病率（31.4%）略高于城市男性（30.3%），而农村女性高血压患病率（27.4%）显著高于城市女性（21.2%）。

东、中、西部地区居民高血压患病率分别为 27.3%、29.1% 和 25.9%。其中，东、中、西部城市地区居民的高血压患病率相近，西部农村地区居民的高血压患病率（26.6%）低于其他地区。见表 2-3-5。

表 2-3-5　不同性别、年龄、地区居民高血压患病率　　　　　　　　单位：%

分组		合计				城市				农村			
		小计	东部	中部	西部	小计	东部	中部	西部	小计	东部	中部	西部
合计	小计	27.5	27.3	29.1	25.9	25.7	25.5	26.8	25.0	29.4	30.1	31.2	26.6
	18～44 岁	13.3	13.3	14.6	11.7	13.2	13.1	14.2	12.3	13.3	13.7	15.0	11.2
	45～59 岁	37.8	37.5	39.2	36.7	36.9	37.3	36.3	37.0	38.7	37.8	41.5	36.5
	60 岁及以上	59.2	59.2	61.0	57.2	59.2	58.7	60.4	58.9	59.3	59.8	61.5	56.3
男性	小计	30.8	31.2	32.6	28.2	30.3	30.2	31.5	28.9	31.4	32.7	33.6	27.7
	18～44 岁	18.6	19.1	20.3	16.0	19.3	18.8	20.8	18.3	17.8	19.5	19.8	14.1
	45～59 岁	40.5	41.4	41.6	37.7	41.5	43.1	40.5	38.8	39.6	39.0	42.6	36.9
	60 岁及以上	57.5	57.9	58.7	55.4	58.2	58.4	58.3	57.7	56.9	57.3	59.0	54.2
女性	小计	24.2	23.4	25.7	23.6	21.2	20.7	22.2	21.0	27.4	27.5	28.8	25.5
	18～44 岁	8.0	7.5	9.1	7.3	7.2	7.2	7.8	6.3	8.9	8.0	10.4	8.2
	45～59 岁	35.1	33.6	36.7	35.7	32.3	31.2	32.1	35.2	37.8	36.7	40.5	36.0
	60 岁及以上	61.0	60.5	63.3	58.9	60.2	59.0	62.5	60.0	61.6	62.2	63.9	58.3

（三）高血压知晓率

2018 年我国 18 岁及以上高血压患者的高血压知晓率为 41.0%，女性（46.2%）明显高于男性（36.9%），18～44 岁组、45～59 岁组和 60 岁及以上组分别为 22.3%、42.6% 和 53.4%。无论男性和女性，高血压患者的高血压知晓率均随年龄增长而升高。

城市和农村高血压患者的高血压知晓率分别为 43.1% 和 39.0%。无论男性和女性，城市地区高血压患者的高血压知晓率均高于农村。

东、中、西部地区高血压患者的高血压知晓率分别为43.7%、40.6%和37.0%。东部城市地区高血压患者的高血压知晓率（44.4%）与中部城市地区（43.7%）相当，高于西部地区（39.5%）；而东、中、西部农村地区高血压患者的高血压知晓率则依次降低。见表2-3-6。

表 2-3-6　不同性别、年龄、地区高血压患者高血压知晓率　　　　单位：%

分组		合计				城市				农村			
		小计	东部	中部	西部	小计	东部	中部	西部	小计	东部	中部	西部
合计	小计	41.0	43.7	40.6	37.0	43.1	44.4	43.7	39.5	39.0	42.8	38.3	35.3
	18~44 岁	22.3	23.4	22.8	19.6	23.5	22.5	26.1	22.4	20.9	25.1	19.8	17.0
	45~59 岁	42.6	45.8	42.5	37.4	46.3	48.3	46.4	41.4	39.2	42.5	39.6	34.5
	60 岁及以上	53.4	57.1	52.7	48.3	58.1	61.1	57.4	52.5	49.7	52.9	49.5	45.9
男性	小计	36.9	39.1	37.2	32.5	39.1	39.5	41.5	34.8	34.6	38.6	33.6	30.8
	18~44 岁	21.6	21.6	23.8	18.3	21.8	19.2	27.3	20.3	21.3	26.1	20.3	16.1
	45~59 岁	40.1	43.1	40.7	33.8	44.6	46.2	46.5	37.8	35.6	38.6	36.1	30.9
	60 岁及以上	50.3	55.0	48.5	45.0	56.8	60.0	55.9	51.0	45.0	49.5	43.5	41.5
女性	小计	46.2	49.7	44.8	42.5	48.9	51.6	46.7	46.0	44.0	47.5	43.5	40.3
	18~44 岁	24.1	28.1	20.6	22.6	28.2	31.1	23.0	28.7	20.1	23.2	18.8	18.6
	45~59 岁	45.5	49.1	44.5	41.2	48.6	51.4	46.3	45.5	43.1	46.5	43.4	38.3
	60 岁及以上	56.2	59.0	56.4	51.4	59.3	62.1	58.7	54.0	53.8	55.9	54.8	49.9

（四）高血压治疗

1. **高血压治疗率**　2018 年我国 18 岁及以上高血压患者的高血压治疗率为 34.9%，女性（40.1%）高于男性（30.8%），18~44 岁组、45~59 岁组和 60 岁及以上组分别为 16.6%、36.1% 和 47.3%。无论男性和女性，高血压患者的高血压治疗率均随年龄增长而升高。

城市和农村高血压患者的高血压治疗率分别为 37.5% 和 32.4%。无论男性和女性，城市高血压患者的高血压治疗率均高于农村。

东、中、西部地区高血压患者的高血压治疗率分别为 37.7%、34.4% 和 30.6%。无论城市和农村，东、中、西部地区高血压患者的高血压治疗率均依次降低。见表2-3-7。

表 2-3-7　不同性别、年龄、地区高血压患者高血压治疗率　　　　单位：%

分组		合计				城市				农村			
		小计	东部	中部	西部	小计	东部	中部	西部	小计	东部	中部	西部
合计	小计	34.9	37.7	34.4	30.6	37.5	38.9	37.3	34.5	32.4	36.1	32.2	27.8
	18~44 岁	16.6	17.8	16.1	15.1	17.7	17.0	17.5	19.7	15.2	19.1	14.9	10.8
	45~59 岁	36.1	39.3	36.4	30.4	40.3	42.6	40.3	34.8	32.3	35.0	33.5	27.2
	60 岁及以上	47.3	51.5	46.6	41.2	53.1	56.0	52.5	47.3	42.7	46.7	42.6	37.7

分组		合计				城市				农村			
		小计	东部	中部	西部	小计	东部	中部	西部	小计	东部	中部	西部
男性	小计	30.8	33.4	30.5	26.4	33.5	34.6	34.2	30.0	27.9	31.7	27.4	23.5
	18~44 岁	16.1	16.9	16.2	14.4	16.5	15.2	17.4	18.2	15.6	20.1	15.0	10.2
	45~59 岁	33.8	36.8	34.9	26.9	38.8	40.8	40.5	30.9	28.8	30.9	30.3	23.9
	60 岁及以上	43.5	48.8	41.8	37.5	51.2	54.5	50.5	44.8	37.4	42.5	35.9	33.0
女性	小计	40.1	43.5	39.2	35.8	43.3	45.4	41.5	40.9	37.5	41.3	37.6	32.6
	18~44 岁	17.8	20.1	15.9	16.7	21.1	22.0	17.7	24.0	14.5	16.9	14.6	11.9
	45~59 岁	38.8	42.3	38.1	34.1	42.2	45.0	40.1	39.2	36.0	39.2	36.8	30.7
	60 岁及以上	50.6	54.0	51.0	44.7	54.9	57.4	54.4	49.7	47.3	50.4	48.7	41.9

2. 高血压知晓者的治疗率 2018 年我国 18 岁及以上居民中，高血压知晓者的治疗率为 85.0%，女性（86.7%）高于男性（83.3%），18~44 岁组、45~59 岁组和 60 岁及以上组分别为 74.3%、84.7% 和 88.5%。无论男性和女性，高血压知晓者的治疗率均随年龄增长而升高。

城市和农村高血压知晓者的治疗率分别为 87.0% 和 82.9%。无论男性和女性，城市高血压知晓者的治疗率均高于农村。

东、中、西部地区高血压知晓者的治疗率分别为 86.4%、84.6% 和 82.7%。其中，东部城市地区高血压知晓者的治疗率（87.8%）高于中部城市地区（85.2%），与西部城市地区相当（87.5%）；东部农村地区高血压知晓者的治疗率（84.5%）与中部农村地区相当（84.1%），高于西部地区（78.9%）。见表 2-3-8。

表 2-3-8　不同性别、年龄、地区高血压知晓者的治疗率　　　　单位：%

分组		合计				城市				农村			
		小计	东部	中部	西部	小计	东部	中部	西部	小计	东部	中部	西部
合计	小计	85.0	86.4	84.6	82.7	87.0	87.8	85.2	87.5	82.9	84.5	84.1	78.9
	18~44 岁	74.3	75.9	70.6	77.0	75.3	75.9	66.9	87.8	73.0	75.9	75.3	63.6
	45~59 岁	84.7	85.7	85.6	81.2	87.0	88.1	87.0	84.0	82.3	82.3	84.5	78.9
	60 岁及以上	88.5	90.2	88.6	85.3	91.4	91.7	91.6	90.1	85.9	88.4	86.2	82.1
男性	小计	83.3	85.4	81.9	81.1	85.7	87.6	82.3	86.2	80.5	82.1	81.5	76.5
	18~44 岁	74.6	78.1	68.1	78.8	75.5	78.9	63.7	89.8	73.3	77.0	74.2	63.5
	45~59 岁	84.3	85.4	85.7	79.4	87.0	88.4	87.2	81.8	80.9	80.0	84.1	77.4
	60 岁及以上	86.6	88.7	86.1	83.2	90.1	90.8	90.3	87.9	83.0	85.9	82.4	79.7
女性	小计	86.7	87.5	87.4	84.3	88.4	88.0	88.9	88.8	85.1	86.8	86.4	81.0
	18~44 岁	73.7	71.5	77.0	73.7	74.8	70.9	76.7	83.5	72.2	73.0	77.3	63.8
	45~59 岁	85.2	86.1	85.6	82.8	87.0	87.6	86.6	86.1	83.5	84.3	84.9	80.1
	60 岁及以上	90.1	91.5	90.5	87.1	92.5	92.5	92.7	92.1	88.1	90.2	88.9	83.9

（五）高血压控制

1. **高血压控制率**　2018 年我国 18 岁及以上高血压患者的高血压控制率为 11.0%，女性（12.5%）高于男性（9.8%），18～44 岁组、45～59 岁组和 60 岁及以上组分别为 4.6%、12.2% 和 14.6%。无论男性和女性，高血压患者的高血压控制率均随年龄增长而升高。

城市和农村高血压患者的高血压控制率分别为 13.6% 和 8.5%。无论男性和女性，城市高血压患者的高血压控制率均高于农村。

东、中、西部地区高血压患者的高血压控制率分别为 12.8%、10.1% 和 9.1%。其中，中部和西部城市地区高血压患者的高血压控制率相当（12.7% 和 12.3%），低于东部城市地区（14.7%），而东、中、西部农村地区高血压患者的高血压控制率依次降低。见表 2-3-9。

表 2-3-9　不同性别、年龄、地区高血压患者高血压控制率　　　　单位：%

分组		合计				城市				农村			
		小计	东部	中部	西部	小计	东部	中部	西部	小计	东部	中部	西部
合计	小计	11.0	12.8	10.1	9.1	13.6	14.7	12.7	12.3	8.5	10.3	8.1	6.8
	18～44 岁	4.6	4.3	4.8	4.9	5.5	5.0	5.3	6.8	3.6	3.0	4.4	3.2
	45～59 岁	12.2	14.6	11.0	9.8	16.0	18.0	14.7	13.3	8.7	10.2	8.3	7.4
	60 岁及以上	14.6	17.6	13.4	11.2	18.7	20.4	17.7	16.3	11.3	14.5	10.5	8.2
男性	小计	9.8	11.2	9.1	8.3	12.2	13.2	11.5	10.9	7.3	8.2	7.1	6.4
	18～44 岁	4.3	3.5	5.1	4.5	4.9	4.2	5.5	5.8	3.3	2.0	4.8	3.0
	45～59 岁	11.6	13.6	10.6	9.2	15.3	17.1	14.2	12.2	7.7	8.3	7.7	7.0
	60 岁及以上	14.1	17.4	12.0	11.2	18.8	21.1	16.9	16.2	10.2	13.5	8.7	8.2
女性	小计	12.5	15.0	11.4	10.0	15.6	16.9	14.4	14.4	9.9	12.7	9.3	7.2
	18～44 岁	5.5	6.5	4.2	5.9	6.9	7.2	4.8	9.5	4.1	5.3	3.7	3.5
	45～59 岁	13.0	15.8	11.4	10.5	17.0	19.1	15.3	14.6	9.8	12.2	8.9	7.7
	60 岁及以上	15.0	17.7	14.7	11.2	18.7	19.9	18.3	16.4	12.2	15.4	12.2	8.2

2. **高血压治疗控制率**　2018 年我国 18 岁及以上高血压患者的高血压治疗控制率为 31.5%，男性和女性分别为 31.9% 和 31.2%，45～59 岁组（33.8%）高于其他年龄组。男性 45～59 岁组和 60 岁及以上组的高血压治疗控制率高于女性，而 18～44 岁组则低于女性。

城市和农村高血压患者的高血压治疗控制率分别为 36.3% 和 26.3%。无论男性和女性，城市高血压患者的高血压治疗控制率均高于农村。

东、中、西部地区高血压患者的高血压治疗控制率分别为 33.9%、29.4% 和 29.7%。无论城市和农村，东部地区高血压患者的高血压治疗控制率均高于中部和西部地区。见表 2-3-10。

表 2-3-10　不同性别、年龄、地区高血压患者高血压治疗控制率　　　　单位：%

分组		合计				城市				农村			
		小计	东部	中部	西部	小计	东部	中部	西部	小计	东部	中部	西部
合计	小计	31.5	33.9	29.4	29.7	36.3	37.7	34.2	35.7	26.3	28.5	25.3	24.3
	18～44 岁	27.9	24.2	30.0	32.6	30.9	29.6	30.4	34.4	23.6	15.6	29.6	29.4
	45～59 岁	33.8	37.2	30.1	32.3	39.8	42.2	36.3	38.2	27.0	29.3	24.7	27.1
	60 岁及以上	30.8	34.1	28.8	27.2	35.2	36.5	33.6	34.4	26.5	31.1	24.7	21.9
男性	小计	31.9	33.5	29.4	31.6	36.5	38.2	33.7	36.2	26.2	26.0	25.9	27.0
	18～44 岁	26.4	20.5	31.7	31.1	30.1	27.9	31.7	32.0	21.3	10.2	31.6	29.4
	45～59 岁	34.2	36.9	30.3	34.2	39.5	42.0	34.9	39.3	26.9	27.0	25.4	29.4
	60 岁及以上	32.3	35.7	28.8	30.0	36.7	38.6	33.6	36.1	27.4	31.7	24.2	24.9
女性	小计	31.2	34.4	29.0	27.9	36.1	37.2	34.6	35.2	26.5	30.8	24.7	22.1
	18～44 岁	31.0	32.1	26.3	35.3	32.7	32.6	26.9	39.7	28.5	31.1	25.8	29.4
	45～59 岁	33.5	37.5	29.9	30.7	40.2	42.5	38.2	37.1	27.1	31.2	24.1	25.1
	60 岁及以上	29.7	32.8	28.8	25.1	34.0	34.6	33.7	32.9	25.8	30.6	25.0	19.7

（六）高血压患者社区健康管理

1. 高血压患者社区健康管理率　2018 年我国 35 岁及以上已诊断高血压患者社区健康管理率为 62.1%，女性（63.9%）高于男性（60.3%），35～44 岁组、45～59 岁组和 60岁及以上组高血压患者社区健康管理率分别为 49.7%、59.0% 和 67.3%。无论男性和女性，高血压患者的社区健康管理率均随年龄增长而升高。

城市和农村 35 岁及以上已诊断高血压患者社区健康管理率分别为 57.7% 和 66.8%。无论男性和女性，农村高血压患者社区健康管理率均高于城市。

东、中、西部地区 35 岁及以上已诊断高血压患者社区健康管理率分别为 61.1%、58.4% 和 69.4%。东部和中部城市地区高血压患者社区健康管理率相当（55.5% 和55.3%），均低于西部城市地区（66.9%）；而农村地区则以西部最高（71.5%），中部农村地区最低（61.1%）。见表 2-3-11。

表 2-3-11　不同性别、年龄、地区 35 岁及以上高血压患者社区健康管理率　　　　单位：%

分组		合计				城市				农村			
		小计	东部	中部	西部	小计	东部	中部	西部	小计	东部	中部	西部
合计	小计	62.1	61.1	58.4	69.4	57.7	55.5	55.3	66.9	66.8	68.9	61.1	71.5
	35～44 岁	49.7	47.3	50.4	52.4	44.2	42.8	43.3	47.9	57.8	55.9	58.7	58.6
	45～59 岁	59.0	57.7	55.3	67.4	55.6	52.5	53.8	67.4	62.7	65.6	56.6	67.5
	60 岁及以上	67.3	66.6	62.9	74.7	63.2	61.2	60.3	72.6	71.2	73.1	65.0	76.1

分组		合计			城市			农村			
		小计	东部	中部	西部	小计	东部	中部	西部	小计	东部	中部	西部

分组		合计				城市				农村			
		小计	东部	中部	西部	小计	东部	中部	西部	小计	东部	中部	西部
男性	小计	60.3	59.3	56.8	67.6	56.0	53.2	55.4	64.3	65.5	69.0	58.1	70.7
	35～44 岁	50.9	49.6	52.6	50.4	45.5	44.1	46.2	46.6	59.9	61.1	61.1	56.6
	45～59 岁	57.6	56.3	53.7	67.2	54.3	50.1	55.9	65.2	61.9	67.6	51.4	68.9
	60 岁及以上	65.8	64.6	61.3	73.9	62.0	59.3	59.4	72.4	69.7	71.7	62.9	75.1
女性	小计	63.9	63.0	60.0	71.1	59.7	58.2	55.2	69.7	67.8	68.8	63.6	72.2
	35～44 岁	47.3	43.6	45.5	56.8	41.2	40.3	35.8	51.4	54.3	48.6	54.5	61.9
	45～59 岁	60.4	59.3	56.9	67.6	57.2	55.5	51.2	69.4	63.5	63.9	61.2	66.2
	60 岁及以上	68.6	68.2	64.2	75.3	64.3	62.9	61.1	72.8	72.3	74.3	66.5	76.9

2. 高血压患者规范化健康管理率　2018 年我国 35 岁及以上已纳入社区健康管理的高血压患者规范化健康管理率为 52.3%，男性和女性分别为 52.4% 和 52.2%，35～44 岁组（56.7%）高于其他年龄组。35～44 岁组和 45～59 岁组男性高血压患者的规范化健康管理率高于女性，而在 60 岁及以上年龄组则低于女性。

城市和农村 35 岁及以上高血压患者的规范化健康管理率分别为 53.0% 和 51.7%。无论男性和女性，城市高血压患者的规范化健康管理率均高于农村。

东、中、西部地区 35 岁及以上高血压患者的规范化健康管理率分别为 53.3%、50.7% 和 52.4%。东部和西部城市地区高血压患者的规范化健康管理率相当（分别为 54.2% 和 54.3%），高于中部城市地区（49.8%）；中部和西部农村地区高血压患者的规范化健康管理率相当（51.5% 和 51.0%），低于东部农村地区（52.3%）。见表 2-3-12。

表 2-3-12　不同年龄、性别、地区 35 岁及以上高血压患者规范化健康管理率　　单位：%

分组		合计				城市				农村			
		小计	东部	中部	西部	小计	东部	中部	西部	小计	东部	中部	西部
合计	小计	52.3	53.3	50.7	52.4	53.0	54.2	49.8	54.3	51.7	52.3	51.5	51.0
	35～44 岁	56.7	54.6	63.6	49.9	57.6	57.9	65.6	46.7	55.8	49.8	61.8	53.4
	45～59 岁	52.0	53.2	50.6	51.5	52.2	54.2	48.9	51.8	51.7	51.9	52.0	51.2
	60 岁及以上	51.8	53.2	48.2	53.5	52.7	53.6	46.9	57.8	51.0	52.8	49.1	50.6
男性	小计	52.4	52.6	53.2	51.1	53.4	53.3	53.6	53.1	51.4	51.7	52.8	49.4
	35～44 岁	58.9	58.6	65.5	49.0	62.7	67.0	69.5	47.3	54.1	46.0	61.5	51.3
	45～59 岁	53.0	53.1	52.9	52.9	52.8	52.7	52.1	54.2	53.2	53.6	53.8	51.8
	60 岁及以上	50.3	51.0	49.3	50.4	51.1	50.7	49.2	54.2	49.7	51.3	49.5	47.7
女性	小计	52.2	54.0	48.4	53.7	52.6	55.2	45.4	55.6	51.9	52.9	50.4	52.3
	35～44 岁	52.1	46.7	58.9	51.6	44.5	39.2	53.1	45.4	58.7	56.5	62.4	56.3
	45～59 岁	50.9	53.3	48.3	50.2	51.4	56.0	44.6	49.7	50.5	50.3	50.6	50.7
	60 岁及以上	52.9	55.1	47.3	55.9	54.1	56.2	45.1	61.0	52.0	54.0	48.9	52.8

三、糖尿病及其控制

（一）样本情况

糖尿病及其控制部分的有效样本量为 174 034 人，其中男性 76 911 人，女性 97 123 人；城市 70 971 人，农村 103 063 人；东、中、西部地区分别为 64 801 人、49 865 人和 59 368 人。

（二）糖尿病患病率

2018 年我国 18 岁及以上居民糖尿病患病率为 11.9%，男性（12.9%）高于女性（10.9%），18～44 岁组、45～59 岁组和 60 岁及以上组分别为 6.2%、16.1% 和 24.6%。无论男性和女性，患病率均随年龄增长而升高。

城市和农村居民糖尿病患病率分别为 12.6% 和 11.1%。城市男性糖尿病患病率（14.2%）高于农村（11.4%），城市和农村女性糖尿病患病率则相近。

东、中、西部地区居民糖尿病患病率分别为 12.4%、12.8% 和 10.0%。中部城市居民糖尿病患病率（13.8%）高于东部和西部城市，而东部农村居民糖尿病患病率（12.4%）高于其他地区。见表 2-3-13。

表 2-3-13　不同性别、年龄、地区居民糖尿病患病率　　　　　　　单位：%

分组		合计				城市				农村			
		小计	东部	中部	西部	小计	东部	中部	西部	小计	东部	中部	西部
合计	小计	11.9	12.4	12.8	10.0	12.6	12.5	13.8	11.6	11.1	12.4	11.9	8.8
	18～44 岁	6.2	6.0	7.4	5.1	6.8	6.0	8.7	6.3	5.4	6.0	6.1	4.1
	45～59 岁	16.1	17.3	16.4	13.7	17.7	18.4	17.3	16.5	14.6	15.8	15.7	11.8
	60 岁及以上	24.6	26.9	24.7	21.0	28.5	29.9	27.9	26.0	21.6	23.6	22.5	18.1
男性	小计	12.9	13.6	13.6	10.8	14.2	14.0	15.6	13.1	11.4	13.1	11.9	9.1
	18～44 岁	7.4	7.3	9.0	5.9	8.3	7.0	10.6	8.2	6.4	7.7	7.3	4.0
	45～59 岁	18.3	19.9	18.0	15.8	21.2	22.1	21.0	19.5	15.4	17.0	15.4	13.3
	60 岁及以上	23.3	26.2	22.2	20.0	27.9	31.0	25.8	24.0	19.6	21.0	19.8	17.8
女性	小计	10.9	11.2	11.9	9.2	11.0	10.9	12.0	10.0	10.8	11.8	11.8	8.5
	18～44 岁	5.0	4.7	5.9	4.3	5.4	4.9	6.9	4.4	4.5	4.2	5.0	4.1
	45～59 岁	13.9	14.7	14.8	11.6	14.1	14.7	13.5	13.5	13.8	14.7	15.9	10.2
	60 岁及以上	25.9	27.6	27.2	21.9	29.0	29.0	30.0	27.9	23.5	26.1	25.3	18.5

（三）糖尿病知晓率

2018 年我国 18 岁及以上糖尿病患者的糖尿病知晓率为 38.0%，女性（43.1%）高于男性（33.6%），18～44 岁组、45～59 岁组和 60 岁及以上组分别为 23.4%、41.5% 和 46.8%。无论男性和女性，糖尿病知晓率均随年龄增长而升高。

城市和农村糖尿病患者的糖尿病知晓率分别为 41.3% 和 33.9%。无论男性和女性，城市糖尿病患者糖尿病知晓率均高于农村。

东、中、西部地区糖尿病患者的糖尿病知晓率分别为 38.9%、37.6% 和 36.7%。东部城市地区糖尿病患者糖尿病知晓率（42.1%）高于其他地区，而东部和中部农村地区糖尿病患者糖尿病知晓率相当，均高于西部农村（33.2%）。见表 2-3-14。

表 2-3-14　不同性别、年龄、地区糖尿病患者糖尿病知晓率　　　　单位：%

分组		合计				城市				农村			
		小计	东部	中部	西部	小计	东部	中部	西部	小计	东部	中部	西部
合计	小计	38.0	38.9	37.6	36.7	41.3	42.1	40.8	40.2	33.9	34.0	34.3	33.2
	18～44 岁	23.4	21.0	24.3	26.3	25.3	23.2	25.9	28.6	20.3	16.8	21.9	23.1
	45～59 岁	41.5	41.6	42.0	40.3	45.6	45.5	47.1	43.6	36.7	35.8	37.3	37.1
	60 岁及以上	46.8	49.7	46.2	41.8	52.9	54.6	52.6	48.7	40.5	43.0	40.8	36.2
男性	小计	33.6	34.5	32.2	33.8	37.6	38.4	35.3	39.0	28.3	28.0	28.7	28.1
	18～44 岁	19.8	17.4	18.3	26.9	21.5	19.1	19.4	29.5	17.0	14.6	16.6	22.3
	45～59 岁	38.9	39.2	39.3	37.7	43.9	44.0	43.5	44.1	32.2	30.9	34.4	31.1
	60 岁及以上	42.4	45.8	41.8	36.3	49.8	51.1	49.9	46.1	34.0	37.2	34.7	28.9
女性	小计	43.1	44.2	43.6	40.2	46.1	46.9	47.8	41.8	39.8	40.4	39.9	38.7
	18～44 岁	28.8	26.6	33.1	25.3	31.2	29.4	35.8	26.9	25.1	20.8	29.5	23.8
	45～59 岁	44.9	45.0	45.2	44.1	48.2	47.9	52.6	42.9	41.6	41.3	40.0	45.1
	60 岁及以上	50.7	53.3	49.7	46.7	55.7	58.2	54.9	50.9	45.7	47.4	45.4	43.2

（四）糖尿病治疗

1. **糖尿病治疗率**　2018 年我国 18 岁及以上糖尿病患者的糖尿病治疗率为 34.1%，女性（38.8%）高于男性（30.0%）。无论男性和女性，糖尿病患者的糖尿病治疗率均随年龄增长而升高。

城市和农村糖尿病患者的糖尿病治疗率分别为 37.5% 和 29.9%。无论男性和女性，城市糖尿病患者糖尿病治疗率均高于农村。

东、中、西部地区糖尿病患者的糖尿病治疗率分别为 34.8%、34.2% 和 32.3%。无论城市和农村，东部和中部地区糖尿病患者的糖尿病治疗率水平相当，略高于西部地区。见表 2-3-15。

表 2-3-15　不同性别、年龄、地区糖尿病患者糖尿病治疗率　　　　　单位：%

分组		合计				城市				农村			
		小计	东部	中部	西部	小计	东部	中部	西部	小计	东部	中部	西部
合计	小计	34.1	34.8	34.2	32.3	37.5	37.7	37.7	36.3	29.9	30.3	30.6	28.2
	18~44 岁	20.1	17.4	22.1	21.9	21.6	18.7	24.3	23.1	17.8	15.0	18.9	20.2
	45~59 岁	37.4	37.4	38.0	36.3	41.5	41.1	42.4	41.3	32.5	31.7	34.1	31.5
	60 岁及以上	42.5	45.5	42.3	36.9	49.1	50.5	49.6	44.9	35.5	38.6	36.0	30.4
男性	小计	30.0	30.7	29.2	29.9	34.2	34.5	32.6	35.8	24.4	24.1	25.3	23.5
	18~44 岁	17.6	15.5	16.9	22.9	19.3	16.8	18.7	25.0	14.8	13.0	14.3	19.2
	45~59 岁	34.6	34.3	35.1	34.4	39.5	39.0	38.5	42.4	27.9	26.1	31.2	26.3
	60 岁及以上	38.1	41.2	38.2	31.9	46.3	46.9	47.3	42.9	28.9	32.0	30.0	23.4
女性	小计	38.8	39.9	39.8	35.1	41.7	41.9	44.2	37.1	35.7	37.0	35.8	33.3
	18~44 岁	23.9	20.6	29.6	20.4	25.2	21.5	32.7	19.6	22.1	18.6	25.5	21.2
	45~59 岁	41.1	41.6	41.6	39.0	44.6	44.3	48.5	39.7	37.6	38.0	36.8	38.4
	60 岁及以上	46.3	49.3	45.5	41.5	51.7	54.1	51.4	46.6	40.9	43.6	40.6	37.0

2. 糖尿病知晓者的治疗率　2018 年我国 18 岁及以上糖尿病知晓者的治疗率为 89.7%，男性和女性分别为 89.3% 和 90.0%，18~44 岁组、45~59 岁组和 60 岁及以上组分别为 86.1%、90.1% 和 90.8%。男性 60 岁及以上糖尿病知晓者的治疗率（89.9%）略高于其他年龄组，女性糖尿病知晓者的治疗率则以 18~44 岁组（83.2%）最低。

城市和农村糖尿病知晓者的治疗率分别为 90.7% 和 88.1%。无论男性和女性，城市糖尿病知晓者的治疗率均高于农村。

东、中、西部地区糖尿病知晓者的治疗率分别为 89.5%、91.0% 和 87.9%。中部城市地区糖尿病知晓者的治疗率（92.5%）略高于东部和西部城市，东部和中部农村地区糖尿病知晓者的治疗率相当，高于西部农村（84.9%）。见表 2-3-16。

表 2-3-16　不同性别、年龄、地区糖尿病知晓者的治疗率　　　　　单位：%

分组		合计				城市				农村			
		小计	东部	中部	西部	小计	东部	中部	西部	小计	东部	中部	西部
合计	小计	89.7	89.5	91.0	87.9	90.7	89.7	92.5	90.4	88.1	89.2	89.1	84.9
	18~44 岁	86.1	83.1	90.8	83.3	85.4	80.6	93.6	80.9	87.5	89.4	86.3	87.4
	45~59 岁	90.1	89.7	90.7	90.1	91.1	90.3	90.1	94.8	88.7	88.6	91.3	84.8
	60 岁及以上	90.8	91.4	91.4	88.3	92.9	92.4	94.2	92.3	87.9	89.7	88.3	84.0
男性	小计	89.3	88.7	90.7	88.5	91.1	89.9	92.5	91.9	86.1	85.9	88.1	83.5
	18~44 岁	88.9	88.6	92.6	85.1	89.7	88.3	96.4	84.7	87.2	89.5	86.0	85.8
	45~59 岁	88.9	87.5	89.3	91.4	90.1	88.7	88.4	96.2	86.7	84.5	90.5	84.5
	60 岁及以上	89.9	90.0	91.2	87.8	92.9	91.9	94.9	93.1	85.0	86.0	86.5	81.2

续表

分组		合计				城市				农村			
		小计	东部	中部	西部	小计	东部	中部	西部	小计	东部	中部	西部
女性	小计	90.0	90.3	91.3	87.3	90.3	89.4	92.6	88.7	89.6	91.7	89.8	86.0
	18～44 岁	83.2	77.3	89.4	80.7	80.7	73.2	91.3	73.0	87.9	89.4	86.4	88.8
	45～59 岁	91.5	92.4	92.1	88.5	92.5	92.6	92.2	92.6	90.4	92.0	92.0	85.1
	60 岁及以上	91.4	92.5	91.5	88.7	92.9	93.0	93.6	91.7	89.6	91.9	89.3	85.7

（五）糖尿病控制

1. **糖尿病控制率**　2018 年我国 18 岁及以上糖尿病患者的糖尿病控制率为 33.1%，女性（35.0%）高于男性（31.5%），18～44 岁组、45～59 岁组和 60 岁及以上组分别为 32.9%、29.1% 和 37.3%。无论男性和女性，均以 60 岁及以上年龄组的糖尿病控制率最高，45～59 岁组最低。

城市和农村糖尿病患者的糖尿病控制率分别为 33.5% 和 32.5%。城市和农村男性糖尿病患者的糖尿病控制率相近，城市女性（36.4%）略高于农村女性（33.5%）。

东、中、西部地区糖尿病患者的糖尿病控制率分别为 32.9%、30.9% 和 36.6%。无论城市和农村，均以西部地区糖尿病控制率最高，中部地区最低。见表 2-3-17。

表 2-3-17　不同性别、年龄、地区糖尿病患者的糖尿病控制率　　　　单位：%

分组		合计				城市				农村			
		小计	东部	中部	西部	小计	东部	中部	西部	小计	东部	中部	西部
合计	小计	33.1	32.9	30.9	36.6	33.5	33.6	31.5	36.5	32.5	32.0	30.3	36.8
	18～44 岁	32.9	36.0	28.5	34.3	35.0	37.2	30.6	38.1	29.5	33.8	25.5	29.3
	45～59 岁	29.1	28.6	26.1	34.4	29.6	29.3	27.8	33.3	28.4	27.6	24.6	35.4
	60 岁及以上	37.3	34.9	38.3	40.5	36.0	34.9	36.7	38.0	38.5	34.9	39.6	42.6
男性	小计	31.5	30.6	28.8	37.1	31.3	30.3	28.7	38.0	31.6	31.2	28.9	36.2
	18～44 岁	30.8	32.0	26.8	35.0	32.1	30.3	28.0	41.8	28.7	35.1	25.1	23.1
	45～59 岁	27.7	26.8	24.7	34.0	28.1	27.2	26.4	32.8	27.3	26.0	22.7	35.3
	60 岁及以上	36.7	33.9	36.5	42.7	34.7	34.0	33.0	39.1	39.0	33.6	39.6	45.5
女性	小计	35.0	35.8	33.4	36.0	36.4	37.9	35.2	34.5	33.5	32.8	31.7	37.4
	18～44 岁	36.0	42.3	30.9	33.4	39.7	47.4	34.5	31.0	30.6	31.4	26.1	35.6
	45～59 岁	30.8	31.2	27.8	34.8	32.1	32.5	30.0	34.0	29.5	29.5	26.4	35.6
	60 岁及以上	37.7	35.8	39.7	38.6	37.3	35.8	39.7	37.1	38.2	35.8	39.7	39.8

2. **糖尿病治疗控制率**　2018 年我国 18 岁及以上糖尿病患者的糖尿病治疗控制率为 31.5%，女性（34.0%）高于男性（28.8%），18～44 岁组、45～59 岁组和 60 岁及以上组分别为 45.5%、26.2% 和 30.6%。无论男性和女性，均以 18～44 岁组的糖尿病治疗控制率

最高，45～59 岁组最低。

城市和农村糖尿病患者的糖尿病治疗控制率分别为 34.1% 和 27.6%。无论男性和女性，城市糖尿病患者的糖尿病治疗控制水平均高于农村。

东、中、西部地区糖尿病患者的糖尿病治疗控制率分别为 30.3%、32.8% 和 32.2%。无论城市和农村，均以东部地区糖尿病治疗控制率最低，中部和西部地区水平相当。见表 2-3-18。

表 2-3-18　不同性别、年龄、地区糖尿病患者的糖尿病治疗控制率　　　　单位：%

分组		合计				城市				农村			
		小计	东部	中部	西部	小计	东部	中部	西部	小计	东部	中部	西部
合计	小计	31.5	30.3	32.8	32.2	34.1	33.2	35.3	34.2	27.6	24.5	29.7	29.7
	18～44 岁	45.5	41.0	51.8	41.5	53.6	47.8	57.8	55.8	30.1	24.9	40.9	19.5
	45～59 岁	26.2	26.6	25.4	26.5	28.0	30.0	26.1	25.4	23.5	19.9	24.6	27.8
	60 岁及以上	30.6	30.1	29.9	32.9	30.8	31.3	29.8	30.8	30.3	28.0	29.9	35.5
男性	小计	28.8	27.0	30.5	30.1	30.7	28.9	31.4	34.1	25.1	22.2	29.3	23.3
	18～44 岁	38.3	29.6	48.6	36.7	42.7	32.0	49.5	48.6	28.9	24.2	47.0	9.4
	45～59 岁	24.1	25.2	23.2	23.2	25.9	27.3	24.1	25.1	20.7	19.9	21.9	20.0
	60 岁及以上	29.1	27.7	28.4	33.8	29.8	29.5	27.9	33.5	28.0	23.7	29.1	34.3
女性	小计	34.0	33.4	34.7	34.4	37.6	37.9	38.9	34.2	29.5	26.1	29.9	34.5
	18～44 岁	53.5	54.5	54.4	49.4	66.7	66.2	65.0	73.3	31.3	25.8	36.1	28.7
	45～59 岁	28.5	28.2	27.6	30.5	30.7	33.7	28.5	25.8	25.9	19.9	26.8	35.0
	60 岁及以上	31.7	31.9	30.8	32.3	31.7	33.0	31.3	28.7	31.6	30.3	30.4	36.2

（六）糖尿病患者社区健康管理

1. **糖尿病患者社区健康管理率**　2018 年我国 35 岁及以上已明确诊断糖尿病患者的社区健康管理率为 58.5%，女性（60.9%）高于男性（56.0%），35～44 岁组、45～59 岁组和 60 岁及以上组分别为 49.5%、56.5% 和 62.9%。男性 60 岁及以上组糖尿病患者的社区健康管理率（60.6%）最高，45～59 岁组（52.2%）最低；女性糖尿病患者的社区健康管理率则随年龄增长而上升。

城市和农村 35 岁及以上糖尿病患者的社区健康管理率分别为 55.5% 和 63.0%。无论男性和女性，农村糖尿病患者的社区健康管理率均高于城市。

东、中、西部地区 35 岁及以上糖尿病患者的社区健康管理率分别为 56.6%、55.0%、68.1%。西部城市地区糖尿病患者的社区健康管理率（67.2%）最高，东部和中部城市相当；西部农村地区糖尿病患者的社区健康管理率（69.1%）最高，中部农村地区最低（57.5%）。见表 2-3-19。

表 2-3-19　不同性别、年龄、地区 35 岁及以上糖尿病患者的社区健康管理率　　单位：%

分组		合计				城市				农村			
		小计	东部	中部	西部	小计	东部	中部	西部	小计	东部	中部	西部
合计	小计	58.5	56.6	55.0	68.1	55.5	52.5	52.9	67.2	63.0	64.4	57.5	69.1
	35~44 岁	49.5	43.8	50.2	57.0	46.1	35.5	56.4	51.6	55.1	62.3	41.7	64.8
	45~59 岁	56.5	54.0	52.7	68.3	53.4	50.5	47.6	70.3	61.2	60.9	58.7	65.9
	60 岁及以上	62.9	61.8	58.7	71.9	60.3	58.5	56.8	70.6	66.6	67.6	60.9	73.5
男性	小计	56.0	52.7	53.7	66.0	53.3	49.5	51.2	65.2	61.0	60.4	57.3	67.2
	35~44 岁	55.1	48.0	60.1	58.6	50.1	40.2	64.9	49.2	65.0	67.0	52.5	78.0
	45~59 岁	52.2	48.4	48.4	66.2	49.2	45.5	41.7	69.7	57.9	55.6	58.1	61.1
	60 岁及以上	60.6	58.7	57.6	69.8	59.3	56.6	57.2	70.3	62.9	63.2	58.1	69.3
女性	小计	60.9	60.3	56.1	70.3	58.0	55.8	54.6	69.8	64.5	67.3	57.7	70.7
	35~44 岁	42.4	38.9	39.8	54.0	40.2	29.9	46.3	58.6	45.3	57.5	32.1	50.5
	45~59 岁	61.4	60.6	57.2	70.8	59.2	57.5	55.1	71.3	64.0	65.3	59.1	70.3
	60 岁及以上	64.6	64.2	59.5	73.5	61.2	60.3	56.4	70.0	68.8	70.2	62.6	76.3

2. 糖尿病患者规范化健康管理率　2018 年我国 35 岁及以上已经纳入社区健康管理的糖尿病患者规范化健康管理率为 52.1%，男性和女性分别为 51.4% 和 52.7%，35~44 岁组、45~59 岁组和 60 岁及以上组分别为 47.3%、52.7% 和 52.7%。无论男性和女性，45~59 岁组和 60 岁及以上组糖尿病患者的规范化健康管理率均相当，高于 35~44 岁组。

城市和农村 35 岁及以上糖尿病患者的规范化健康管理率分别为 51.8% 和 52.6%。农村男性（52.4%）糖尿病患者的规范化健康管理率高于城市男性（50.7%），城市和农村女性糖尿病患者的规范化健康管理率则相近。

东、中、西部地区 35 岁及以上糖尿病患者的规范化健康管理率分别为 51.6%、53.1% 和 51.9%。东、中、西部城市地区糖尿病患者的规范化健康管理率依次降低，中部农村地区糖尿病患者的规范化健康管理率（54.3%）高于东部和西部农村地区。见表 2-3-20。

表 2-3-20　不同性别、年龄、地区 35 岁及以上糖尿病患者规范化健康管理率　　单位：%

分组		合计				城市				农村			
		小计	东部	中部	西部	小计	东部	中部	西部	小计	东部	中部	西部
合计	小计	52.1	51.6	53.1	51.9	51.8	52.0	51.9	51.2	52.6	51.0	54.3	52.6
	35~44 岁	47.3	45.2	59.0	36.2	44.8	48.9	52.8	28.8	50.7	40.5	70.5	44.7
	45~59 岁	52.7	50.8	54.4	53.8	51.6	50.9	54.0	50.2	54.1	50.6	54.8	58.5
	60 岁及以上	52.7	53.3	50.3	54.7	53.6	53.3	49.8	58.8	51.7	53.2	50.8	50.2

分组		合计				城市				农村			
		小计	东部	中部	西部	小计	东部	中部	西部	小计	东部	中部	西部
男性	小计	51.4	51.7	54.5	47.4	50.7	52.5	52.0	46.0	52.4	50.0	57.7	49.4
	35～44 岁	47.3	53.7	58.1	29.8	46.4	64.8	47.7	25.5	48.8	37.5	78.3	35.4
	45～59 岁	52.2	51.9	53.9	50.8	49.8	49.2	54.3	46.8	55.9	57.2	53.5	57.4
	60 岁及以上	52.0	51.0	53.6	52.0	53.1	52.9	52.0	54.8	50.3	47.4	55.8	48.4
女性	小计	52.7	51.5	51.9	56.3	52.8	51.4	51.7	57.4	52.7	51.7	52.0	55.1
	35～44 岁	47.1	33.3	60.4	49.3	42.0	23.4	61.2	36.9	53.3	44.0	59.0	60.3
	45～59 岁	53.2	49.7	54.9	57.4	53.5	52.6	53.8	55.3	52.8	45.8	55.9	59.3
	60 岁及以上	53.3	54.9	48.1	56.6	54.0	53.6	48.1	61.9	52.5	56.4	48.1	51.3

（七）糖尿病前期流行率

2018 年我国 18 岁及以上居民糖尿病前期流行率为 18.6%，男性（20.2%）高于女性（17.0%），18～44 岁组、45～59 岁组和 60 岁及以上组分别为 14.2%、22.1% 和 28.0%。无论男性和女性，糖尿病前期流行率均随年龄增长而升高。

城市和农村居民糖尿病前期流行率分别为 17.6% 和 19.7%。无论男性和女性，农村居民糖尿病前期流行率均高于城市。

东、中、西部地区居民糖尿病前期流行率分别为 19.3%、19.7% 和 16.2%。中部城市地区居民的糖尿病前期流行率（18.5%）略高于东部和西部城市，东、中、西部农村地区居民的糖尿病前期流行率则依次降低。见表 2-3-21。

表 2-3-21　不同性别、年龄、地区居民糖尿病前期流行率　　　　　单位：%

分组		合计				城市				农村			
		小计	东部	中部	西部	小计	东部	中部	西部	小计	东部	中部	西部
合计	小计	18.6	19.3	19.7	16.2	17.6	17.7	18.5	16.1	19.7	21.7	20.8	16.3
	18～44 岁	14.2	15.0	15.6	11.5	13.6	13.8	14.8	11.7	15.0	17.2	16.3	11.4
	45～59 岁	22.1	22.7	23.0	20.0	21.7	21.8	22.2	20.9	22.5	23.8	23.6	19.4
	60 岁及以上	28.0	28.6	28.4	26.4	27.3	27.4	27.1	27.3	28.5	29.9	29.4	25.9
男性	小计	20.2	21.0	21.5	17.3	19.3	19.4	20.9	17.2	21.2	23.6	22.1	17.5
	18～44 岁	16.4	17.2	18.5	12.9	15.7	15.8	18.0	12.7	17.3	19.9	19.0	13.0
	45～59 岁	23.3	24.7	23.5	20.7	23.5	24.4	23.3	21.8	23.1	25.2	23.7	20.0
	60 岁及以上	28.3	28.7	28.4	27.5	27.6	26.7	28.0	28.9	28.9	30.9	28.7	26.7
女性	小计	17.0	17.5	18.0	15.1	15.8	16.0	16.2	15.0	18.3	19.8	19.5	15.2
	18～44 岁	12.0	12.7	12.7	10.2	11.4	11.7	11.6	10.6	12.8	14.6	13.8	9.8
	45～59 岁	20.9	20.6	22.5	19.3	20.0	19.2	21.2	20.0	21.8	22.4	23.5	18.8
	60 岁及以上	27.6	28.5	28.5	25.3	27.0	28.1	26.2	25.7	28.1	28.9	30.1	25.1

四、血脂异常

（一）样本情况

血脂异常部分有效样本量为 178 575 人，其中男性 78 877 人，女性 99 698 人；城市 73 027 人，农村 105 548 人；东、中、西部地区分别为 66 947 人、51 038 人和 60 590 人。

（二）血脂检测率

我国 35 岁及以上居民血脂检测率为 32.0%，男性和女性分别为 32.0% 和 32.1%，35～44 岁组、45～59 岁组和 60 岁及以上组分别为 25.4%、30.3% 和 43.7%。无论男性和女性，血脂检测率均随着年龄增长而升高。

城市和农村居民血脂检测率分别为 39.1% 和 25.2%。无论男性和女性，城市居民血脂检测率均高于农村。

东、中、西部地区居民血脂检测率分别为 35.8%、31.2% 和 27.2%。不论城市和农村，东、中、西部地区居民的血脂检测率均依次下降。见表 2-3-22。

表 2-3-22　不同性别、年龄、地区 35 岁及以上居民血脂检测率　　　单位：%

分组		合计				城市				农村			
		小计	东部	中部	西部	小计	东部	中部	西部	小计	东部	中部	西部
合计	小计	32.0	35.8	31.2	27.2	39.1	41.3	38.8	34.5	25.2	28.3	24.8	22.0
	35～44 岁	25.4	27.6	25.5	22.0	31.7	33.6	32.6	26.9	18.2	17.8	18.9	18.0
	45～59 岁	30.3	33.5	29.9	25.6	37.2	39.1	36.6	33.7	23.7	26.2	24.3	19.9
	60 岁及以上	43.7	50.1	41.0	36.9	54.4	57.4	52.8	49.5	35.2	42.1	32.7	29.8
男性	小计	32.0	36.3	31.0	26.4	38.9	41.7	38.7	32.9	25.2	28.9	24.5	21.8
	35～44 岁	26.3	30.3	25.8	21.2	32.5	36.7	31.9	25.2	19.2	19.5	20.1	17.8
	45～59 岁	29.9	33.1	29.7	24.9	36.5	38.2	36.7	32.1	23.5	26.3	23.7	19.9
	60 岁及以上	43.1	49.6	40.3	36.2	53.5	56.1	53.3	48.2	34.7	42.5	31.2	29.4
女性	小计	32.1	35.2	31.3	28.0	39.4	40.9	39.0	36.3	25.1	27.7	25.0	22.2
	35～44 岁	24.4	24.9	25.2	22.8	30.9	30.4	33.2	28.7	17.3	16.2	17.6	18.1
	45～59 岁	30.8	33.9	30.1	26.3	37.9	39.9	36.5	35.4	23.9	26.2	24.8	19.9
	60 岁及以上	44.4	50.5	41.7	37.6	55.2	58.6	52.4	50.8	35.7	41.8	34.2	30.1

（三）血脂异常患病情况

1. **高胆固醇血症患病率**　我国 18 岁及以上居民高胆固醇血症患病率为 8.2%，男性和女性分别为 8.4% 和 8.0%，18～44 岁组、45～59 岁组和 60 岁及以上组分别为 5.5%、

11.2% 和 12.7%。男性高胆固醇血症患病率以 45～59 岁组最高（10.8%）；女性高胆固醇血症患病率随年龄的增长而升高，以 60 岁及以上组最高（16.6%）。

城市和农村居民高胆固醇血症患病率分别为 8.1% 和 8.3%。城市和农村男性高胆固醇血症患病率相近，而农村女性高胆固醇血症患病率则高于城市女性。

东、中、西部地区居民高胆固醇血症患病率分别为 9.3%、6.9% 和 8.0%。无论城市和农村，均以东部地区居民高胆固醇血症患病率最高，中部地区最低。见表 2-3-23。

表 2-3-23 不同性别、年龄、地区居民高胆固醇血症患病率 单位：%

分组		合计				城市				农村			
		小计	东部	中部	西部	小计	东部	中部	西部	小计	东部	中部	西部
合计	小计	8.2	9.3	6.9	8.0	8.1	9.3	6.7	7.1	8.3	9.2	7.2	8.7
	18～44 岁	5.5	6.5	4.6	4.9	5.8	6.9	4.8	4.6	5.1	5.8	4.5	5.1
	45～59 岁	11.2	12.2	9.3	12.0	11.1	12.3	8.9	11.0	11.4	12.1	9.7	12.6
	60 岁及以上	12.7	14.1	10.8	12.7	12.7	14.5	10.4	11.6	12.7	13.7	11.2	13.3
男性	小计	8.4	9.4	6.8	8.5	8.6	9.7	7.0	7.9	8.2	9.0	6.6	9.0
	18～44 岁	7.2	8.5	5.8	6.8	7.8	9.0	6.6	6.5	6.5	7.6	5.0	7.0
	45～59 岁	10.8	11.4	8.7	12.4	10.4	11.2	8.0	11.7	11.2	11.6	9.3	12.9
	60 岁及以上	8.7	9.6	7.3	8.9	8.9	10.3	7.2	8.1	8.5	8.8	7.3	9.4
女性	小计	8.0	9.1	7.0	7.4	7.6	8.9	6.3	6.3	8.5	9.5	7.7	8.3
	18～44 岁	3.8	4.5	3.5	2.9	3.8	4.8	3.0	2.7	3.8	4.1	3.9	3.2
	45～59 岁	11.7	13.1	10.0	11.5	11.8	13.5	9.9	10.4	11.6	12.5	10.0	12.3
	60 岁及以上	16.6	18.4	14.3	16.4	16.3	18.4	13.4	15.1	16.8	18.3	14.9	17.1

2. 高低密度脂蛋白胆固醇血症患病率 我国 18 岁及以上居民高低密度脂蛋白胆固醇血症患病率为 8.0%，男性和女性分别为 8.1% 和 7.8%，18～44 岁组、45～59 岁组和 60 岁及以上组分别为 5.5%、10.6% 和 12.4%。男性高低密度脂蛋白胆固醇血症患病率以 45～59 岁组最高（9.8%）；女性高低密度脂蛋白胆固醇血症患病率随年龄增长而升高，以 60 岁及以上组最高（15.5%）。

城市和农村居民高低密度脂蛋白胆固醇血症患病率分别为 8.3% 和 7.7%。城市男性高低密度脂蛋白胆固醇血症患病率高于农村男性，而城市和农村女性高低密度脂蛋白胆固醇血症患病率相近。

东、中、西部地区居民高低密度脂蛋白胆固醇血症患病率分别为 9.9%、6.8% 和 6.1%。东、中、西部城市地区居民高低密度脂蛋白胆固醇血症患病率依次下降；中部和西部农村地区居民高低密度脂蛋白胆固醇血症患病率相当，均低于东部农村地区。见表 2-3-24。

表 2-3-24　不同性别、年龄、地区居民高低密度脂蛋白胆固醇血症患病率　　　　单位：%

分组		合计				城市				农村			
		小计	东部	中部	西部	小计	东部	中部	西部	小计	东部	中部	西部
合计	小计	8.0	9.9	6.8	6.1	8.3	10.4	7.1	5.1	7.7	9.3	6.7	6.9
	18～44 岁	5.5	7.3	4.5	3.6	6.1	7.9	5.1	3.1	4.7	6.2	4.0	4.0
	45～59 岁	10.6	12.6	9.2	9.2	10.9	13.0	9.4	7.9	10.4	11.9	9.1	10.0
	60 岁及以上	12.4	15.0	10.7	10.4	13.1	16.3	10.7	9.2	11.9	13.5	10.8	11.1
男性	小计	8.1	10.3	6.8	6.2	8.7	10.9	7.5	5.1	7.6	9.4	6.2	7.0
	18～44 岁	7.1	9.7	5.7	4.5	8.0	10.3	7.0	3.8	6.0	8.5	4.4	5.1
	45～59 岁	9.8	11.1	8.7	9.0	9.7	11.2	8.6	7.4	9.9	10.9	8.7	10.1
	60 岁及以上	9.2	11.3	7.7	7.7	10.0	12.9	7.4	7.1	8.6	9.6	7.9	8.1
女性	小计	7.8	9.6	6.9	6.1	7.9	9.8	6.7	5.0	7.8	9.2	7.1	6.9
	18～44 岁	3.9	5.0	3.4	2.6	4.2	5.5	3.3	2.3	3.5	3.9	3.5	2.8
	45～59 岁	11.5	14.0	9.8	9.3	12.2	14.9	10.2	8.5	10.9	12.9	9.5	9.9
	60 岁及以上	15.5	18.4	13.7	13.0	16.1	19.5	14.0	11.2	15.0	17.2	13.6	14.0

3. **低高密度脂蛋白胆固醇血症患病率**　我国 18 岁及以上居民低高密度脂蛋白胆固醇血症患病率为 20.9%，男性（28.9%）高于女性（13.0%），18～44 岁组、45～59 岁组和 60 岁及以上组分别为 22.4%、20.6% 和 16.4%。男性低高密度脂蛋白胆固醇血症患病率随年龄增长呈下降趋势，女性低高密度脂蛋白胆固醇血症患病率则以 18～44 岁组最低（12.3%），45～59 岁组和 60 岁及以上组相近。

城市和农村居民低高密度脂蛋白胆固醇血症患病率分别为 22.3% 和 19.4%。城市男性低高密度脂蛋白胆固醇血症患病率（32.0%）高于农村男性（25.4%），而农村女性低高密度脂蛋白胆固醇血症患病率（13.5%）略高于城市女性（12.6%）。

东、中、西部地区居民低高密度脂蛋白胆固醇血症患病率分别为 18.9%、24.1% 和 20.5%。无论城市和农村，中部地区居民低高密度脂蛋白胆固醇血症患病率均高于东、西部地区。见表 2-3-25。

表 2-3-25　不同性别、年龄、地区居民低高密度脂蛋白胆固醇血症患病率　　　　单位：%

分组		合计				城市				农村			
		小计	东部	中部	西部	小计	东部	中部	西部	小计	东部	中部	西部
合计	小计	20.9	18.9	24.1	20.5	22.3	19.9	26.4	22.7	19.4	17.3	22.1	18.8
	18～44 岁	22.4	19.8	26.3	22.2	23.1	20.1	27.9	24.0	21.6	19.1	24.8	20.7
	45～59 岁	20.6	19.2	22.9	20.2	22.4	20.8	25.4	21.9	18.9	17.0	20.8	19.1
	60 岁及以上	16.4	15.5	18.6	15.2	19.1	17.6	22.1	18.3	14.2	13.2	16.2	13.4

分组		合计				城市				农村			
		小计	东部	中部	西部	小计	东部	中部	西部	小计	东部	中部	西部
男性	小计	28.9	27.0	32.9	27.2	32.0	29.3	37.5	31.5	25.4	23.5	28.7	23.9
	18~44 岁	32.6	30.1	37.9	30.5	34.8	31.2	42.0	34.4	29.8	28.1	33.9	27.2
	45~59 岁	27.1	25.5	29.7	26.6	30.4	28.7	33.5	30.2	23.8	21.2	26.4	24.1
	60 岁及以上	18.9	18.6	21.2	16.8	23.0	21.9	26.3	21.1	15.7	15.0	17.7	14.4
女性	小计	13.0	10.8	15.5	13.7	12.6	10.5	15.5	13.8	13.5	11.3	15.6	13.6
	18~44 岁	12.3	9.4	15.1	13.7	11.4	8.9	14.1	13.6	13.4	10.3	16.0	13.9
	45~59 岁	14.1	12.8	16.2	13.7	14.2	12.7	17.2	13.4	14.0	13.0	15.3	13.9
	60 岁及以上	13.9	12.6	16.1	13.6	15.3	13.6	18.0	15.5	12.8	11.5	14.7	12.5

4. 高甘油三酯血症患病率 我国 18 岁及以上居民高甘油三酯血症患病率为 18.4%，男性（23.6%）高于女性（13.2%），18~44 岁组、45~59 岁组和 60 岁及以上组分别为 17.1%、22.0% 和 17.1%。男性高甘油三酯血症患病率随年龄增长而下降，以 18~44 岁年龄组最高（25.6%）；女性高甘油三酯血症患病率随年龄增长而上升，以 60 岁及以上组最高（20.3%）。

城市和农村居民高甘油三酯血症患病率分别为 18.8% 和 17.9%。城市男性高甘油三酯血症患病率（25.6%）高于农村男性（21.4%），而农村女性高甘油三酯血症患病率（14.4%）则高于城市女性（12.0%）。

东、中、西部地区居民高甘油三酯血症患病率分别为 16.7%、18.5% 和 20.9%。无论城市和农村，东、中、西部地区居民高甘油三酯血症患病率均依次上升。见表 2-3-26。

表 2-3-26 不同性别、年龄、地区居民高甘油三酯血症患病率 单位：%

分组		合计				城市				农村			
		小计	东部	中部	西部	小计	东部	中部	西部	小计	东部	中部	西部
合计	小计	18.4	16.7	18.5	20.9	18.8	17.6	18.5	21.9	17.9	15.3	18.5	20.0
	18~44 岁	17.1	15.3	16.8	20.3	17.3	16.0	16.8	21.0	16.8	14.0	16.9	19.7
	45~59 岁	22.0	20.5	22.7	23.8	23.0	21.9	22.6	25.9	21.1	18.5	22.7	22.4
	60 岁及以上	17.1	16.0	17.4	18.6	18.2	17.7	18.0	19.5	16.3	14.1	17.0	18.1
男性	小计	23.6	22.4	23.2	25.9	25.6	24.5	24.9	28.9	21.4	19.1	21.7	23.7
	18~44 岁	25.6	24.2	25.0	28.5	27.0	25.7	26.1	31.2	23.8	21.4	23.9	26.1
	45~59 岁	25.5	24.4	25.5	27.4	27.9	27.1	27.3	30.5	23.1	20.7	23.9	25.2
	60 岁及以上	13.9	12.8	14.1	15.3	15.4	14.7	16.1	16.0	12.7	10.8	12.7	14.9
女性	小计	13.2	11.1	13.8	15.7	12.0	10.7	12.1	15.0	14.4	11.7	15.3	16.3
	18~44 岁	8.6	6.3	8.9	12.0	7.5	6.0	7.7	10.7	9.9	6.9	10.1	13.0
	45~59 岁	18.5	16.5	19.9	20.1	17.9	16.6	17.9	21.2	19.0	16.4	21.6	19.4
	60 岁及以上	20.3	18.9	20.7	21.9	20.8	20.5	19.8	23.0	19.8	17.2	21.3	21.3

五、高尿酸血症

（一）样本情况

高尿酸血症部分有效样本量为 178 579 人，其中男性 78 878 人，女性 99 701 人；城市 73 026 人，农村 105 553 人；东、中、西部地区分别为 66 948 人、51 038 人和 60 593 人。

（二）高尿酸血症患病率

2018 年我国 18 岁及以上居民高尿酸血症患病率为 14.0%，男性（24.5%）明显高于女性（3.6%），18～44 岁组、45～59 岁组和 60 岁及以上组分别为 16.0%、10.9% 和 11.9%。男性高尿酸血症患病率随年龄增长而降低，以 18～44 岁组最高（28.9%）；女性 18～44 岁组和 45～59 岁组高尿酸血症患病率相同，低于 60 岁及以上组（6.0%）。

城市和农村居民高尿酸血症患病率分别为 16.2% 和 11.7%。不论男性和女性，城市居民高尿酸血症患病率均高于农村。

东、中、西部地区居民的高尿酸血症患病率分别为 17.1%、10.6% 和 13.0%。无论城市和农村，东部地区居民的高尿酸血症患病率均高于其他地区。见表 2-3-27。

表 2-3-27　不同性别、年龄、地区居民高尿酸血症患病率　　　　单位：%

分组		合计				城市				农村			
		小计	东部	中部	西部	小计	东部	中部	西部	小计	东部	中部	西部
合计	小计	14.0	17.1	10.6	13.0	16.2	18.9	12.6	14.5	11.7	14.4	8.9	11.8
	18～44 岁	16.0	19.9	12.0	14.4	18.2	21.4	13.9	16.3	13.3	17.0	10.1	12.8
	45～59 岁	10.9	13.0	8.5	10.7	12.5	14.7	9.9	11.0	9.4	10.7	7.2	10.4
	60 岁及以上	11.9	14.1	9.4	11.4	13.5	15.1	11.6	12.2	10.6	12.9	7.9	10.9
男性	小计	24.5	29.5	18.8	23.0	28.3	32.6	22.2	26.0	20.3	24.6	15.7	20.7
	18～44 岁	28.9	35.3	22.0	26.5	33.0	38.0	25.5	30.6	23.9	30.2	18.6	23.0
	45～59 岁	18.7	21.9	14.6	18.6	21.1	24.5	17.0	18.5	16.4	18.3	12.5	18.6
	60 岁及以上	18.0	20.9	14.7	17.4	20.2	22.3	18.1	18.6	16.2	19.4	12.3	16.7
女性	小计	3.6	4.8	2.6	2.8	4.0	5.1	3.1	2.8	3.2	4.4	2.2	2.8
	18～44 岁	3.1	4.3	2.2	2.1	3.4	4.4	2.6	1.9	2.8	4.2	1.9	2.2
	45～59 岁	3.1	4.0	2.4	2.6	3.8	4.6	2.8	3.4	2.5	3.2	2.1	2.1
	60 岁及以上	6.0	7.6	4.3	5.4	7.0	8.4	5.4	5.8	5.2	6.7	3.5	5.2

六、慢性肾病

（一）样本情况

慢性肾病部分有效样本量为 177 016 人，其中男性 78 623 人，女性 98 393 人；城市 72 379 人，农村 104 637 人；东、中、西部地区分别为 66 294 人、50 684 人和 60 038 人。

（二）慢性肾病患病率

我国 18 岁及以上居民慢性肾病患病率为 8.2%，其中男性和女性分别为 7.7% 和 8.8%，18～44 岁组、45～59 岁组和 60 岁及以上组分别为 4.5%、8.4% 和 20.1%。无论男性和女性，慢性肾病患病率均随年龄增长呈上升趋势。

城市和农村居民慢性肾病患病率分别为 7.9% 和 8.6%。城市和农村男性慢性肾病患病率相近，而农村女性慢性肾病患病率略高于城市女性。

东、中、西部地区居民慢性肾病患病率分别为 7.8%、8.8% 和 8.2%。无论城市和农村，中部地区居民慢性肾病患病率均略高于东、西部地区。见表 2-3-28。

表 2-3-28　不同性别、年龄、地区居民慢性肾病患病率　　　　　　　　单位：%

分组		合计				城市				农村			
		小计	东部	中部	西部	小计	东部	中部	西部	小计	东部	中部	西部
合计	小计	8.2	7.8	8.8	8.2	7.9	7.4	8.8	7.9	8.6	8.5	8.9	8.4
	18～44 岁	4.5	4.4	5.0	4.2	4.5	4.3	5.1	4.0	4.7	4.7	5.0	4.3
	45～59 岁	8.4	7.8	8.7	8.9	8.3	7.6	8.6	9.4	8.4	8.0	8.8	8.5
	60 岁及以上	20.1	19.3	21.2	20.2	21.4	19.9	23.4	22.1	19.1	18.5	19.7	19.1
男性	小计	7.7	7.3	8.3	7.5	7.8	7.3	9.1	7.5	7.5	7.4	7.6	7.4
	18～44 岁	4.5	4.4	5.3	4.0	4.8	4.4	6.0	4.2	4.3	4.3	4.6	3.9
	45～59 岁	8.3	8.0	8.5	8.6	8.9	8.5	9.2	9.3	7.8	7.4	8.0	8.0
	60 岁及以上	17.2	16.5	17.9	17.5	19.2	17.9	21.4	19.0	15.7	15.0	15.5	16.6
女性	小计	8.8	8.4	9.3	8.9	8.0	7.5	8.4	8.4	9.7	9.6	10.1	9.4
	18～44 岁	4.6	4.5	4.8	4.4	4.1	4.2	4.2	3.8	5.1	5.0	5.4	4.9
	45～59 岁	8.4	7.5	8.9	9.2	7.7	6.8	8.0	9.4	9.1	8.5	9.7	9.1
	60 岁及以上	22.9	21.8	24.4	22.9	23.5	21.8	25.3	25.2	22.4	21.9	23.8	21.6

七、过敏性疾病

（一）样本情况

过敏性疾病部分有效样本量为 184 326 人，其中男性 81 828 人，女性 102 498 人；城市 75 117 人，农村为 109 209 人；东、中、西部地区分别为 68 512 人、53 056 人和 62 758 人。

（二）过敏性疾病患病率

我国 18 岁及以上居民过敏性疾病患病率为 8.0%，男性（7.4%）略低于女性（8.6%），18～44 岁组、45～59 岁组和 60 岁及以上组分别为 8.9%、7.3% 和 6.0%。居民过敏性疾病患病率随年龄增长呈下降趋势。

城市和农村居民过敏性疾病患病率分别为 9.6% 和 6.3%。无论男性和女性，城市居民过敏性疾病患病率均高于农村。

东、中、西部地区居民过敏性疾病患病率分别为 9.7%、7.1% 和 6.4%。无论城市和农村，东部地区居民过敏性疾病患病率均高于其他地区。见表 2-3-29。

表 2-3-29　不同性别、年龄、地区居民过敏性疾病患病率　　　　单位：%

分组		合计				城市				农村			
		小计	东部	中部	西部	小计	东部	中部	西部	小计	东部	中部	西部
合计	小计	8.0	9.7	7.1	6.4	9.6	10.9	8.7	7.8	6.3	7.8	5.7	5.3
	18～44 岁	8.9	10.9	7.5	7.3	10.4	11.9	9.1	8.6	7.1	9.0	6.0	6.2
	45～59 岁	7.3	8.6	7.0	5.5	8.6	9.6	8.1	6.9	6.0	7.3	6.0	4.5
	60 岁及以上	6.0	7.1	5.8	4.5	7.8	8.8	7.8	5.6	4.5	5.3	4.4	3.8
男性	小计	7.4	9.2	6.3	5.6	9.0	10.8	7.6	6.6	5.6	6.7	5.2	4.9
	18～44 岁	8.2	10.4	6.8	6.3	9.8	11.9	8.1	6.9	6.3	7.6	5.6	5.9
	45～59 岁	6.4	7.7	5.9	4.8	7.8	9.1	6.6	6.3	5.1	5.8	5.4	3.7
	60 岁及以上	5.8	7.2	5.3	4.2	7.8	9.0	7.4	5.7	4.2	5.3	3.9	3.4
女性	小计	8.6	10.1	7.8	7.2	10.2	11.0	9.7	9.0	7.0	8.9	6.2	5.7
	18～44 岁	9.6	11.3	8.3	8.3	11.1	11.9	10.2	10.4	7.8	10.4	6.4	6.6
	45～59 岁	8.2	9.5	8.0	6.2	9.4	10.1	9.6	7.6	7.0	8.8	6.7	5.2
	60 岁及以上	6.2	7.0	6.2	4.7	7.9	8.7	8.3	5.6	4.8	5.2	4.8	4.2

第四节　主要发现和建议

一、主要发现

（一）慢性病危险因素

1. **我国居民现在吸烟率有轻微下降，男性吸烟者的日均吸烟量也略有减少。但仍有半数男性现在吸烟，青年和老年女性吸烟者日均吸烟量有所增加。吸烟者戒烟比例不高，女性戒烟率有所提升，成功戒烟比例较低**　2018 年，我国居民现在吸烟率（26.2%）较 2013 年（27.3%）下降 1.1 个百分点，其中男性现在吸烟率（50.0%）比 2013 年下降 1.8 个百分点，但仍处于较高水平，一半的成年男性为吸烟者；2018 年现在吸烟者日均吸烟量与 2013 年相比，男性由 16.9 支减少到 15.6 支，但 18～44 岁组女性现在吸烟者日均吸烟量由 2013 年的 11.4 支增加到 2018 年的 12.5 支，60 岁及以上组 2018 年（11.5 支）与 2013 年相比基本无变化（11.3 支）。男性每日吸烟者开始每日吸烟年龄与往年基本持平（2018 年为 19.8 岁，2013 年为 20.1 岁），女性每日吸烟者开始每日吸烟年龄提前 2.3 岁（2018 年为 24.6 岁，2013 年为 26.9 岁）。男性吸烟者的戒烟率（15.1%）与 2013 年（14.5%）相比有轻微上升，而女性吸烟者的戒烟率（21.5%）与 2013 年（18.2%）相比有所上升。吸烟者成功戒烟率为 11.2%，男女成功戒烟率相比 2013 年均有轻微提升（男性提高 0.7 个百分点，女性提高 1.6 个百分点）。

2. **城乡居民每周饮酒频率至少 5 次以上人群的比例下降，饮酒率基本没变化，农村居民危险饮酒率和有害饮酒率均高于城市**　2018 年，我国成人过去 30 天内饮酒率为 28.3%，与 2013 年（28.1%）相比基本没变化。饮酒者中，2018 年每周至少饮酒 5 次以上的比例（19.9%）比 2013 年（25.0%）有较大幅度降低，同时偶尔饮酒（少于 1 天／月）者比例上升。农村地区饮酒者的饮酒强度仍高于城市地区，饮酒者日均饮酒量和有害饮酒率与 2013 年相比几乎没有变化，危险饮酒率有所下降（2018 年为 5.7%，2013 年为 7.8%）。但由于城市地区饮酒者日均饮酒量、危险饮酒率和有害饮酒率下降幅度相对更大，城乡之间的差距有所扩大。过去 30 天内，饮酒者中近五分之二（39.8%）的人有单次大量饮酒行为，男性（46.8%）明显高于女性（17.5%），且无论男女，农村地区饮酒者的单次大量饮酒率均高于城市。

3. **城乡居民日均蔬菜水果摄入量虽然超过 WHO 推荐量，但仍有近半数居民蔬菜水果摄入不足；城市居民日均红肉摄入量已超过推荐量的五分之一，将近一半居民红肉摄入过多，农村居民虽未超标，但红肉摄入过多比例已超过三分之一**　2018 年，我国成人蔬菜水果日均摄入量达到 483.6g，总体超过了 WHO 推荐的每日蔬菜水果摄入量不低于 400g 的标准。与 2013 年相比增加了 31.5g，其中城市增幅较大（增加 51.5g），而农村小幅度减少（减少 10.8g）。尽管如此，我国居民中仍有近一半（44.7%）存在蔬菜水果摄入不足的情况，其中农村地区（51.2%）明显高于城市（38.7%）；与 2013 年相比，城市居民蔬菜水果摄入不足率下降 5.3 个百分点，但农村升高 2 个百分点。

我国城市居民日均红肉摄入量（107.1g）超过了世界癌症基金会的推荐量（不超过100g/d），比 2013 年增加 38.1g；农村居民日均红肉摄入量未超标（91.5g），但比 2013 年增加 13.5g。

总体来看，我国居民蔬菜水果摄入不足和红肉摄入过多的情况并存。虽然蔬菜水果摄入不足率比 2013 年（46.8%）有所降低，但红肉摄入过多率却增加 9.5 个百分点，城市居民增加 37.7 个百分点，上升幅度比农村更大。

4. 我国居民身体活动不足的比例超过五分之一，且持续上升；业余时间经常锻炼行为和静态生活方式均未见明显改善 WHO 推荐，成人每周中等强度或相当量身体活动时间不少于 150 分钟。2018 年我国居民身体活动不足率达到 22.3%，与 2013 年相比上升 6.0 个百分点，且以农村地区居民上升更为显著（上升 7.4 个百分点）。2013 年农村地区居民身体活动不足率低于城市，但 2018 年已经与城市居民相当。业余时间经常锻炼率总体变化不明显，城乡几乎无差距，城市有所下降（2013 年为 21.5%，2018 年为 19.7%）。我国高达 78% 的成人业余时间从不参加锻炼，尤以农村地区更高（83.9%），但比 2013 年降低了 2%。从 2013 年到 2018 年，人群总静态时间、业余静态时间和屏幕时间均无显著变化。我国成人平均睡眠时间为 7.6 小时。

（二）主要慢性病患病情况

1. 成人超重和肥胖率过半，且持续上升；中心型肥胖率超过三分之一 2018 年，我国成人维持健康体重的比例不足一半（45.0%），女性（48.2%）高于男性（41.8%），农村（46.4%）高于城市（43.7%），45～59 岁组最低。半数成人超重或肥胖（50.7%），男性（54.3%）高于女性（47.2%），城市（51.9%）略高于农村（49.5%），尤以城市男性为最高（58.8%）。与 2013 年相比，除城市女性超重率基本持平外，其他人群的超重率或肥胖率均升高，且城乡差异明显缩小。

我国成人中心型肥胖率超过三分之一（35.2%），男性（37.2%）高于女性（33.3%），城市（36.4%）高于农村（34.0%）。无论城乡，女性中心型肥胖率随年龄增长而升高，男性则以 45～59 岁组最高。与 2013 年相比，城乡居民中心型肥胖率均有较大幅度上升，尤其是男性，中心型肥胖率上升均超过 5%，农村男性更为突出。

2. 我国居民高血压患病率在近五年内几乎无变化，高血压患者患病知晓率、治疗率和控制率略有升高，农村增幅略高于城市。虽然高血压患者社区健康管理率有所提高，但是血压控制效果并不明显，农村高血压患者控制效果更不理想 2018 年我国居民高血压患病率为 27.5%，男性（30.8%）高于女性（24.2%），农村（29.4%）高于城市（25.7%），无论城乡和男女，高血压患病率均随年龄增长而升高。与 2013 年相比，总患病率（27.8%）基本持平，男性高血压患病率略有升高，女性有所下降；城市略有下降，农村略有升高，从而使城乡高血压患病率由 2013 年的几乎无差异发展到 2018 年农村高出城市 3.7 个百分点。

我国高血压患者的高血压患病知晓率为 41.0%，治疗率为 34.9%，控制率更低（11.0%），以上三个指标均是女性高于男性，城市高于农村。与 2013 年相比，高血压的知晓率基本持平，农村略有增长，城市略有下降；治疗率提高 2.4 个百分点，其中农村女性升高 5.6 个百分点；控制率仅升高 1.3 个百分点，其中农村女性升高 2.3 个百分点。即使采取药物治疗的高血压患者，其控制率也仅为 31.5%，农村患者控制效果更差（城市 36.3%，农村 26.3%）。

根据《国家基本公共卫生服务规范〈第三版〉》要求，基层卫生服务机构应对辖区 35 岁及以上高血压患者提供健康管理。2018 年，我国 35 岁及以上明确诊断的高血压患者社区健康管理率为 62.1%，女性（63.9%）高于男性（60.3%），农村（66.8%）高于城市（57.7%）。被管理的高血压患者中，规范化健康管理率达到 52.3%，城市（53.0%）高于农村（51.7%）。与 2013 年相比，高血压患者社区健康管理率提高了 15.6 个百分点，高血压患者规范化健康管理率提高了 33.3 个百分点，但是控制效果并不明显。

3. 我国居民糖尿病患病率缓慢升高，患病知晓率、治疗率和控制率变化不明显。虽然糖尿病患者的健康管理率和规范化健康管理率均在提升，但是控制效果不佳 2018 年我国成人糖尿病患病率为 11.9%，男性（12.9%）高于女性（10.9%），城市（12.6%）略高于农村（11.1%）；无论城乡和男女，糖尿病患病率均随年龄增长而升高。与 2013 年相比，男性和女性糖尿病患病率均稍有升高，城市居民略有下降，农村升高，城乡差距缩小。

我国糖尿病患者的患病知晓率为 38.0%，治疗率为 34.1%，控制率为 33.1%，均为女性高于男性，城市高于农村。与 2013 年相比，糖尿病患病知晓率和治疗率均有不同程度的下降，控制率基本持平，其中糖尿病患病知晓率和治疗率在农村稍有上升，但城市稍有下降。

根据《国家基本公共卫生服务规范〈第三版〉》要求，基层卫生服务机构应对辖区 35 岁及以上糖尿病患者提供健康管理。2018 年，我国 35 岁及以上明确诊断的糖尿病患者社区健康管理率为 58.5%，女性（60.9%）高于男性（56.0%），农村（63.0%）高于城市（55.5%）。被管理的糖尿病患者中，规范化管理率达到 57.9%，城市与农村基本相同。与 2013 年相比，糖尿病患者健康管理率提高 25.5 个百分点，规范化健康管理率提高 21.6 个百分点，农村涨幅更大，但管理效果并未显现。

我国成人糖尿病前期流行率为 18.6%，男性（20.2%）高于女性（17.0%），农村（19.7%）高于城市（17.6%）；无论城乡和男女，糖尿病患病率均随年龄增长而升高。与 2013 年相比，男性和女性糖尿病前期患病率均有所升高（2013 年男性为 16.9%，女性为 16.3%），城市和农村男性增长幅度均比女性大。

4. 血脂异常患病率迅速上升，但血脂检测率不高 2018 年，我国居民高胆固醇血症患病率为 8.2%，高低密度脂蛋白胆固醇血症患病率为 8.0%，低高密度脂蛋白胆固醇血症患病率达 20.9%，高甘油三酯血症患病率为 18.4%；除低高密度脂蛋白胆固醇血症患病率城市高于农村外，高胆固醇血症、高低密度脂蛋白胆固醇血症和高甘油三酯血症患病率城市与农村基本持平。与 2013 年相比，高甘油三酯血症患病率上升了约 5 个百分点，且无论城乡和男女均有所升高，农村居民和男性上升幅度较大。其他指标基本持平。

2018 年，我国 35 岁及以上居民血脂检测率为 32.0%，城市（39.1%）明显高于农村（25.2%），男女无差别，随着年龄增长血脂检测率升高，城市 60 岁及以上女性血脂检测率最高（55.2%）。

5. 其他慢性病患病状况也不容忽视 慢性肾病、过敏性疾病和高尿酸血症首次纳入全国监测。2018 年，我国居民慢性肾病患病率为 8.2%，城乡（农村为 8.6%，城市为

7.9%）、男女（男性为7.9%，女性为8.8%）患病水平接近。过敏性疾病患病率为8.0%，城市（9.6%）高于农村（6.3%），女性（8.6%）略高于男性（7.4%）。高尿酸血症患病率为14.0%，城市（16.2%）明显高于农村（11.7%），男性（24.5%）明显高于女性（3.6%）。随着年龄增长，上述疾病患病率均有升高趋势。

二、建议

1. **加强组织领导，部门协作，动员全社会广泛参与，将慢性病防控融入各项公共政策**　各级政府部门领导要高度重视慢性病防控工作，大力推进和健全慢性病防控相关法律和公共政策，通过立法、财政、税收、组织管理等措施建立促进健康的政策环境，把慢性病防控纳入政府工作规划，作为政府工作目标考核的重要指标之一。统筹指导本地区各相关部门加强协作，研究制定综合慢性病防控策略，有效落实政府管理、监督、指导、评价等职能。

凝聚全社会力量，包括医药卫生、教育、体育、食品工业、农业、环境、物价、企业和非政府组织等多部门、多领域，有效落实各相关部门的主体责任；不断强化各部门在慢性病防控中的作用，特别要加强农村地区、西部地区慢性病综合防控水平。鼓励个人和家庭积极参与健康中国行动，落实个人健康责任，养成健康生活方式。进一步强化慢性病防控综合示范区建设，有效开展全民健康生活方式行动、创建无烟环境等一系列活动，齐抓共管，并定期评估，推进慢性病危险因素的控制。

2. **加强健康教育，实施健康知识普及行动**　通过各种途径加强健康教育，利用社会团体、学校、企业等方面的优势，面向家庭和个人普及慢性病防治知识，倡导改变不良生活方式和行为；宣传吸烟、被动吸烟和过量饮酒的严重危害，指导戒烟、限酒；鼓励全社会参与减盐、减油、减糖，指导健康饮食和科学运动，传播降低体重、血脂、血压、血糖水平、早期发现慢性病患病状态、及时就医、合理用药等维护健康的知识与技能。建立并完善健康科普专家库和资源库，构建健康科普知识发布和传播机制。同时，要强化医疗卫生机构和医务人员开展健康促进与教育的激励约束。通过心理健康教育、咨询、治疗、危机干预等方式，引导公众科学缓解压力，正确认识和应对常见精神障碍及心理行为问题，科学指导睡眠。

3. **加强支持性环境建设，为健康生活方式提供环境支撑**　全面实施《烟草控制框架公约》（FCTC）的战略，通过提高烟草税率、以立法形式明确健康警示要求，创建无烟工作环境和无烟公共场所，严禁烟草宣传和广告等途径以减少烟草产品需求，营造无烟环境，保护不吸烟者，尤其使未成年人远离烟草危害；为戒烟者提供戒烟方法，介绍戒烟药物。建议以立法形式，实行酒类专卖制度；国家有关部门共同商讨制定与酒相关的生产、销售、税收，以及限制烈性酒和禁止劣质酒、乙醇饮料生产等各项政策，提高法定饮酒年龄，缩短售酒时间等。酒类经营单位要严格执行禁止对未成年人售酒的相关规定，限制酒类市场营销手段；早期发现酒精使用障碍者，进行针对性治疗和康复。广泛推广膳食宝塔、合理调整食物产业结构、完善科学饮食相关政策，加强对健康食品的支持力度和对不健康食品的限制，促进居民膳食结构平衡化；提倡低脂肪、低盐和低糖饮食，提高蔬菜水果的摄入量。完善城乡社区体育锻炼环境和设施的建设，提高交通活动和休闲活动的可及性，如城市增加非机动车道，开放公园、体育场等公共设施，促进居民参加有益健康的身体活动，减少静态行为时间。建设健康餐厅、健康社区、健康学校，着力落实慢性病防控"关口前移"。

4. 强化对慢性病患者的规范化管理，防止并发症，提高患者生活质量和健康寿命
建立自我为主、人际互动、社会支持、政府指导的健康管理模式。以医疗机构为指导、基层卫生服务机构为主体的高血压、糖尿病和老年健康管理机制的有效运行是慢性病患者有效管理的必要条件，也是提高基层卫生服务机构人员能力的可靠办法。同时，基层卫生服务机构还面临数量明显不足的困难，需要从国家层面制定相关政策、增加基层卫生服务机构人员数量、提高待遇入手，解决慢性病管理效果不佳的问题。逐步开展高危人群健康管理，将体重、血脂、血糖和血压进行综合干预，推广针对各类重点慢性病的成本低廉、效果良好、可负担的基本药物和技术，使慢性病高危人群和患者得到及早、有效治疗，并预防并发症的发生。组织制定和修订重点慢性病防治与管理指南、技术操作规范及临床路径等，规范诊疗行为，提高诊疗技术和管理水平，切实降低慢性病发病率，提高知晓率、治疗率和控制率。通过组织模式的调整，使慢性病防控工作真正做到"重心下移"和"关口前移"，充分发挥医疗机构和基层卫生服务机构在慢性病防控中的作用。

5. 进一步加大对慢性病防控的经费投入，强化体系和人才建设 进一步加大对慢性病防控的投入，特别强调增加公共卫生经费在慢性病危险因素控制方面的投入，并确保一定比例，真正发挥基本公共卫生服务在慢性病防控方面"关口前移"的作用。大力加强全科医生的培养和在职基层卫生服务机构专业技术人员的继续教育，提高慢性病防控能力，尤其要强化对农村地区、西部地区慢性病防控工作的投入和人才培养。研究建立疾控机构与医疗卫生服务机构工作协调机制，明晰职责，使其在慢性病防控工作中发挥指导与协同作用。

6. 完善监测与评估，加强合作，开展慢性病科学研究 健全慢性病危险因素、发病、患病和死亡监测体系，扩展监测内容和范围，提高监测质量，加强监测信息共享与利用；不断探索利用现代化技术和大数据在慢性病监测中的技术与方法，切实发挥慢性病监测信息为政策制定和防控效果评估提供的科学支撑作用。加强疾控机构与国内外科研机构和国际组织的合作，不断拓宽慢性病防控的研究领域。针对各种慢性病危险因素展开专题调查，建立和完善慢性病队列，深入探讨慢性病危险因素，制定有效的慢性病防控策略和措施。不断探讨慢性病多源数据融合及大数据技术，深入开展慢性病大数据研究，助力慢性病防控。

附 录

附录 1　中国慢性病及危险因素监测点名单

序号	监测点代码	县（区）全称
1	110101	北京市东城区
2	110108	北京市海淀区
3	110109	北京市门头沟区
4	110112	北京市通州区
5	110114	北京市昌平区
6	110116	北京市怀柔区
7	110118	北京市密云区
8	120103	天津市河西区
9	120104	天津市南开区
10	120106	天津市红桥区
11	120112	天津市津南区
12	120114	天津市武清区
13	120115	天津市宝坻区
14	120119	天津市蓟州区
15	130105	河北省石家庄市新华区
16	130109	河北省石家庄市藁城区
17	130283	河北省唐山市迁安市
18	130302	河北省秦皇岛市海港区
19	130427	河北省邯郸市磁县
20	130481	河北省邯郸市武安市
21	130521	河北省邢台市邢台县
22	130683	河北省保定市安国市
23	130702	河北省张家口市桥东区
24	130705	河北省张家口市宣化区
25	130826	河北省承德市丰宁满族自治县
26	130924	河北省沧州市海兴县
27	131082	河北省廊坊市三河市
28	140107	山西省太原市杏花岭区
29	140227	山西省大同市大同县
30	140321	山西省阳泉市平定县

序号	监测点代码	县（区）全称
31	140427	山西省长治市壶关县
32	140602	山西省朔州市朔城区
33	140702	山西省晋中市榆次区
34	140826	山西省运城市绛县
35	141124	山西省吕梁市临县
36	150103	内蒙古自治区呼和浩特市回民区
37	150221	内蒙古自治区包头市土默特右旗
38	150423	内蒙古自治区赤峰市巴林右旗
39	150523	内蒙古自治区通辽市开鲁县
40	150627	内蒙古自治区鄂尔多斯市伊金霍洛旗
41	150782	内蒙古自治区呼伦贝尔市牙克石市
42	150802	内蒙古自治区巴彦淖尔市临河区
43	152524	内蒙古自治区锡林郭勒盟苏尼特右旗
44	210103	辽宁省沈阳市沈河区
45	210204	辽宁省大连市沙河口区
46	210303	辽宁省鞍山市铁西区
47	210423	辽宁省抚顺市清原满族自治县
48	210602	辽宁省丹东市元宝区
49	210682	辽宁省丹东市凤城市
50	210921	辽宁省阜新市阜新蒙古族自治县
51	211021	辽宁省辽阳市辽阳县
52	211104	辽宁省盘锦市大洼区
53	211202	辽宁省铁岭市银州区
54	220102	吉林省长春市南关区
55	220183	吉林省长春市德惠市
56	220211	吉林省吉林市丰满区
57	220582	吉林省通化市集安市
58	220721	吉林省松原市前郭尔罗斯蒙古族自治县
59	220881	吉林省白城市洮南市
60	222401	吉林省延边朝鲜族自治州延吉市
61	222405	吉林省延边朝鲜族自治州龙井市
62	230103	黑龙江省哈尔滨市南岗区
63	230104	黑龙江省哈尔滨市道外区
64	230223	黑龙江省齐齐哈尔市依安县

序号	监测点代码	县（区）全称
65	230421	黑龙江省鹤岗市萝北县
66	230606	黑龙江省大庆市大同区
67	230826	黑龙江省佳木斯市桦川县
68	230921	黑龙江省七台河市勃利县
69	231084	黑龙江省牡丹江市宁安市
70	231085	黑龙江省牡丹江市穆棱市
71	231202	黑龙江省绥化市北林区
72	310101	上海市黄浦区
73	310105	上海市长宁区
74	310107	上海市普陀区
75	310112	上海市闵行区
76	310116	上海市金山区
77	310117	上海市松江区
78	310120	上海市奉贤区
79	320104	江苏省南京市秦淮区
80	320213	江苏省无锡市梁溪区
81	320303	江苏省徐州市云龙区
82	320412	江苏省常州市武进区
83	320506	江苏省苏州市吴中区
84	320582	江苏省苏州市张家港市
85	320682	江苏省南通市如皋市
86	320722	江苏省连云港市东海县
87	320831	江苏省淮安市金湖县
88	320921	江苏省盐城市响水县
89	321003	江苏省扬州市邗江区
90	321102	江苏省镇江市京口区
91	321204	江苏省泰州市姜堰区
92	330103	浙江省杭州市下城区
93	330283	浙江省宁波市奉化市
94	330327	浙江省温州市苍南县
95	330481	浙江省嘉兴市海宁市
96	330483	浙江省嘉兴市桐乡市
97	330603	浙江省绍兴市柯桥区
98	330702	浙江省金华市婺城区

序号	监测点代码	县（区）全称
99	330822	浙江省衢州市常山县
100	331022	浙江省台州市三门县
101	331123	浙江省丽水市遂昌县
102	340181	安徽省合肥市巢湖市
103	340202	安徽省芜湖市镜湖区
104	340323	安徽省蚌埠市固镇县
105	340504	安徽省马鞍山市雨山区
106	340827	安徽省安庆市望江县
107	341181	安徽省滁州市天长市
108	341202	安徽省阜阳市颍州区
109	341302	安徽省宿州市埇桥区
110	341521	安徽省淮南市寿县
111	341622	安徽省亳州市蒙城县
112	341722	安徽省池州市石台县
113	341823	安徽省宣城市泾县
114	350122	福建省福州市连江县
115	350203	福建省厦门市思明区
116	350303	福建省莆田市涵江区
117	350402	福建省三明市梅列区
118	350521	福建省泉州市惠安县
119	350625	福建省漳州市长泰县
120	350702	福建省南平市延平区
121	350802	福建省龙岩市新罗区
122	350803	福建省龙岩市永定区
123	350923	福建省宁德市屏南县
124	360102	江西省南昌市东湖区
125	360423	江西省九江市武宁县
126	360502	江西省新余市渝水区
127	360622	江西省鹰潭市余江区
128	360702	江西省赣州市章贡区
129	360727	江西省赣州市龙南县
130	360802	江西省吉安市吉州区
131	360921	江西省宜春市奉新县
132	360923	江西省宜春市上高县

序号	监测点代码	县（区）全称
133	361125	江西省上饶市横峰县
134	370181	山东省济南市章丘区
135	370203	山东省青岛市市北区
136	370323	山东省淄博市沂源县
137	370403	山东省枣庄市薛城区
138	370602	山东省烟台市芝罘区
139	370684	山东省烟台市蓬莱区
140	370785	山东省潍坊市高密市
141	370883	山东省济宁市邹城市
142	370921	山东省泰安市宁阳县
143	371083	山东省威海市乳山市
144	371202	山东省济南市莱城区
145	371327	山东省临沂市莒南县
146	371526	山东省聊城市高唐县
147	371602	山东省滨州市滨城区
148	410102	河南省郑州市中原区
149	410306	河南省洛阳市吉利区
150	410325	河南省洛阳市嵩县
151	411025	河南省许昌市襄城县
152	410526	河南省安阳市滑县
153	410622	河南省鹤壁市淇县
154	410782	河南省新乡市辉县市
155	410802	河南省焦作市解放区
156	410902	河南省濮阳市华龙区
157	411002	河南省许昌市魏都区
158	411102	河南省漯河市源汇区
159	411282	河南省三门峡市灵宝市
160	411328	河南省南阳市唐河县
161	411402	河南省商丘市梁园区
162	420102	湖北省武汉市江岸区
163	420202	湖北省黄石市黄石港区
164	420323	湖北省十堰市竹山县
165	420503	湖北省宜昌市伍家岗区
166	420625	湖北省襄阳市谷城县

序号	监测点代码	县（区）全称
167	420881	湖北省荆门市钟祥市
168	420923	湖北省孝感市云梦县
169	421181	湖北省黄冈市麻城市
170	422801	湖北省恩施州恩施市
171	429006	湖北省天门市
172	430103	湖南省长沙市天心区
173	430181	湖南省长沙市浏阳市
174	430203	湖南省株洲市芦淞区
175	430321	湖南省湘潭市湘潭县
176	430482	湖南省衡阳市常宁市
177	430521	湖南省邵阳市邵东县
178	430626	湖南省岳阳市平江县
179	430702	湖南省常德市武陵区
180	430902	湖南省益阳市资阳区
181	431003	湖南省郴州市苏仙区
182	431124	湖南省永州市道县
183	431281	湖南省怀化市洪江市
184	433123	湖南省湘西土家族苗族自治州凤凰县
185	440104	广东省广州市越秀区
186	440205	广东省韶关市曲江区
187	440282	广东省韶关市南雄市
188	440305	广东省深圳市南山区
189	440606	广东省佛山市顺德区
190	440883	广东省湛江市吴川市
191	440981	广东省茂名市高州市
192	441284	广东省肇庆市四会市
193	441303	广东省惠州市惠阳区
194	441424	广东省梅州市五华县
195	441502	广东省汕尾市城区
196	441802	广东省清远市清城区
197	445224	广东省揭阳市惠来县
198	445302	广东省云浮市云城区
199	450102	广西壮族自治区南宁市兴宁区
200	450126	广西壮族自治区南宁市宾阳县

序号	监测点代码	县（区）全称
201	450205	广西壮族自治区柳州市柳北区
202	450302	广西壮族自治区桂林市秀峰区
203	450521	广西壮族自治区北海市合浦县
204	450703	广西壮族自治区钦州市钦北区
205	450881	广西壮族自治区贵港市桂平市
206	451027	广西壮族自治区百色市凌云县
207	451123	广西壮族自治区贺州市富川瑶族自治县
208	451225	广西壮族自治区河池市罗城仫佬族自治县
209	460108	海南省海口市美兰区
210	460201	海南省三亚市市辖区
211	469006	海南省万宁市
212	469021	海南省定安县
213	469026	海南省昌江黎族自治县
214	469029	海南省保亭黎族苗族自治县
215	500101	重庆市万州区
216	500103	重庆市渝中区
217	500110	重庆市綦江区
218	500111	重庆市大足区
219	500115	重庆市长寿区
220	500116	重庆市江津区
221	500230	重庆市丰都县
222	500236	重庆市奉节县
223	500241	重庆市秀山土家族苗族自治县
224	510105	四川省成都市青羊区
225	510182	四川省成都市彭州市
226	510411	四川省攀枝花市仁和区
227	510682	四川省德阳市什邡市
228	510802	四川省广元市利州区
229	510904	四川省遂宁市安居区
230	511025	四川省内江市资中县
231	511325	四川省南充市西充县
232	511425	四川省眉山市青神县
233	511521	四川省宜宾市叙州区
234	511823	四川省雅安市汉源县

序号	监测点代码	县（区）全称
235	511902	四川省巴中市巴州区
236	512022	四川省资阳市乐至县
237	520203	贵州省六盘水市六枝特区
238	520302	贵州省遵义市红花岗区
239	520328	贵州省遵义市湄潭县
240	520622	贵州省铜仁地区玉屏侗族自治县
241	522327	贵州省黔西南布依族苗族自治州册亨县
242	520502	贵州省毕节市七星关区
243	522634	贵州省黔东南苗族侗族自治州雷山县
244	522702	贵州省黔南布依族苗族自治州福泉市
245	530402	云南省玉溪市红塔区
246	530423	云南省玉溪市通海县
247	530502	云南省保山市隆阳区
248	530522	云南省保山市腾冲市
249	532503	云南省红河哈尼族彝族自治州蒙自市
250	532627	云南省文山壮族苗族自治州广南县
251	532823	云南省西双版纳傣族自治州勐腊县
252	532923	云南省大理白族自治州祥云县
253	532927	云南省大理白族自治州巍山彝族回族自治县
254	533325	云南省怒江傈僳族自治州兰坪白族普米族自治县
255	540102	西藏自治区拉萨市城关区
256	540127	西藏自治区拉萨市墨竹工卡县
257	542623	西藏自治区林芝市米林县
258	540202	西藏自治区日喀则市桑珠孜区
259	540502	西藏自治区山南市乃东区
260	540222	西藏自治区日喀则市江孜县
261	610104	陕西省西安市莲湖区
262	610304	陕西省宝鸡市陈仓区
263	610326	陕西省宝鸡市眉县
264	610423	陕西省咸阳市泾阳县
265	610582	陕西省渭南市华阴市
266	610602	陕西省延安市宝塔区
267	610632	陕西省延安市黄陵县
268	610727	陕西省汉中市略阳县

序号	监测点代码	县（区）全称
269	610928	陕西省安康市旬阳县
270	611002	陕西省商洛市商州区
271	620104	甘肃省兰州市西固区
272	620423	甘肃省白银市景泰县
273	620503	甘肃省天水市麦积区
274	620602	甘肃省武威市凉州区
275	620702	甘肃省张掖市甘州区
276	620826	甘肃省平凉市静宁县
277	620982	甘肃省酒泉市敦煌市
278	623021	甘肃省甘南藏族自治州临潭县
279	630103	青海省西宁市城中区
280	630105	青海省西宁市城北区
281	630223	青海省海东市互助土族自治县
282	630221	青海省海东市平安区
283	632221	青海省海北藏族自治州门源回族自治县
284	632822	青海省海西蒙古族藏族自治州都兰县
285	640104	宁夏回族自治区银川市兴庆区
286	640221	宁夏回族自治区石嘴山市平罗县
287	640381	宁夏回族自治区吴忠市青铜峡市
288	640402	宁夏回族自治区固原市原州区
289	640422	宁夏回族自治区固原市西吉县
290	640502	宁夏回族自治区中卫市沙坡头区
291	650102	新疆维吾尔自治区乌鲁木齐市天山区
292	650502	新疆维吾尔自治区哈密市伊州区
293	652302	新疆维吾尔自治区昌吉回族自治州阜康市
294	652925	新疆维吾尔自治区阿克苏地区新和县
295	653125	新疆维吾尔自治区喀什地区莎车县
296	653221	新疆维吾尔自治区和田地区和田县
297	654025	新疆维吾尔自治区伊犁哈萨克自治州新源县
298	654201	新疆维吾尔自治区塔城地区塔城市
299	660033	新疆生产建设兵团第三师
300	660066	新疆生产建设兵团第六师
301	660088	新疆生产建设兵团第八师
302	666666	新疆生产建设兵团第二师

附录 2　中国慢性病及危险因素监测（2018）项目各省（自治区、直辖市）和监测点工作人员名单

北京市

北京市

黄　春　董　忠　马爱娟　姜　博　董　晶　谢　晨

北京市东城区

邢丽丽　汪　静　朱　琳　杨　勇　苏　颖　刘　赫　刘宏杰　王　超　王　铮
吴　伟　张　旭　程　欢　曹建梅　王　冬　任　梦　王丽荣　刘宏博　吴龙梅
崔　萌　晏鹏飞

北京市海淀区

江　初　应华清　郭　菁　魏云鹏　谢井芳　张雪茹　王利清　张先锋　王萌竹
杨锐华　刘晓文　何玲钧　夏　莹　张一开

北京市门头沟区

张延吉　林恒娜　刘海涛　李超楠　王晨旭　杨会棉　聂　晶　李　娜　曹淑芬
刘玉冰　桑淑伟　彭秀霞　张碧艳　张麦迪　韩永芬　李园园　安洪娜　赵　娜
唐丽华　于学文　王　芳　倪榴仙　赵文泉

北京市通州区

杨冬梅　邵春昕　刘思佳　贾卫兰　刘永昌　宣小伟　张志远　赵莹莹　赵　娟
王　赛　何　晴　赵艳霞　赵婷婷　毛明佳　王振东　李思元　金　宇　马艳艳
白迎华　赵立平　朴锦龙　陈树霞　郝　然　聂孝晨　张凯旌

北京市昌平区

张淑群　耿　坤　宋亚平　李建军　白　云　李　娟　张　钰　丁　娜　王　晶
张　宇　刘　娜　周　健　李　飞　杜海龙　邵艳青　孙莹莹　韩　月　王东芹
张　研　陈　静　朱艳红　李　娜　王美玲　张悦悦

北京市怀柔区

张　涛　张红梅　毛玉梅　张海燕　刘　静　王樱羲　刘　羽　杨　洁　彭秀兰
张　莹　赵艳萍　卢常震　刘　征　李　静　郑桂玲　刘建国　秦　英　彭思淏
张　毅　王建平　刘　唯　王　鑫　吕进才　李　艳　李艳伶

北京市密云区

王化勇　姜秀春　高艳军　霍强龙　张巍巍　赵颖慧　冯宝立　蒋慧婷　郝　帅
郑兰紫　李　青　陈　飞　张林艳　张　倩　王　栋　白银玲　赵　冉　李燕斌
石红艳　张　蕊

天津市

天津市

江国虹　郑文龙　辛　鹏　宋桂德　李　静　范莉莉　李昌昆

天津市河西区

王　滨　郑鸿庆　王　淼　曹明丽　张黎波　王　玉　高　菲　冯东娟　段雪旭
张艳艳　范美娟　钱　焱　王文刚　李　薇　王雅倩　郝书剑　张爱萍　牛　犇
张　赫　田　岳　王　静　潘竹倩　徐　辉　高咏华　王　芸

天津市南开区

柳光斌　寇德江　王　辉　郭晓慧　王　燕　纪姝含　张　维　巩利梅　田　月
韩　娜　陈　杰　高满鹏　杨　颖　李培丹　范金朋　李　媛　李　莉　张　勤
郑旭坤　于　磊　刘　悦　马英伟　熊　英　赵　盈　穆　颖

天津市红桥区

戴云英　刘秋爽　高永军　郭　宏　王　冉　穆　莹　孙建平　刘　洋　许海燕
孙文龙　步　菲　田　月　王昱翔　王晓雪　刘　慧　赵　莹　李　娜　孙　静
李　媛　杨淑翠　刘学慧　李　艳　杜　娟　李德凤　杨广会

天津市津南区

田桂健　王庆龙　梁广忠　李志红　金海娟　王　冲　沈军玺　张洪达　张豪杰
郑　梅　崔巧飞　孙亚娜　魏　鹏　赵　颖　李胜强　方燕琨　陈　词　王志鹏
刘　明　杨　云　张建飞　刘志泉　焦连发

天津市武清区

于光平　杨建新　肖永刚　吴立波　李永亮　崔玉双　赵　静　乞英俊　刘旭颖
冯　哲　路志辉　杨　颖　海杨美惠　马杨扬　魏　宏　孙洪健　史永旺　张阳阳
张霖杰　黄国祥　孙　文　刘艳华　陈艳妮　董艳双　李致远

天津市宝坻区

陈英磊　谭孝琼　赵东阳　李伯娜　尹凤娥　常雨默　郭　硕　张静芳　刘　颖
王　艳　李　静　潘宏磊　赵梦悦　白智先　张秋月　霍丽伟　张　琛　李　娜
李　珊　张延姝　吕　猛　张素群　周宝仲　高建波

天津市蓟州区

金汇山　吴佐军　方向民　董金凤　韩晨宇　贾　蕾　李艳阳　杨　刚　王占武

马晓芳　吕艳春　杨晓波　佟广博　王文俊　张冬雪　王　生　欧　胜　王亚军
李义生　赵晓辉　田　飞　潘春凤　郭建军

河北省

河北省

崔　泽　蒋东升　孙纪新　曹亚景　史卫卫　高金钗　李　玫

石家庄市

马新颜　张彦亭

石家庄市藁城区

丁贵霞　韩云峰　王军勇　陈莹莹　马翠艳　温建斌　武　伟　王建忠　郭永翠
赵　坤　鲍雪艳　宋文伍　王艳兵　李港辉　刘慧军　郭晴晴　贾学明　张一航
曾佳玉　张雅静　李连雨　刘晓涵　郭嘉育　刘婉程　王翠红

石家庄市新华区

安　军　陆志超　陆晓萍　杨文斌　王月敏　李晓茹　柳　成　李　月　张　弛
杨亚楠　黄　茹　白欣欣　刘浩杰　祝姗姗　王　玲　王科青　何　婷　王　科
翟敬娜　刘彦平

保定市

侯　烨　孙　明

保定市安国市

刘树生　刘　杰　曹志会　张　健　李　辉　魏泽永　孙　明　曹雪婷　刘淑卿
马　芳　陈　丽　安美华　刘秀丽　高天宇　邢铁申　马晓丽　李　平　陈永弟
赵志勤　周福兵

邢台市

董德进　王　艳

邢台市邢台县

王德旗　韩立志　王海英　李燕芳　孟子涵　郭建伏　陈志慧　庄大华　刘江敏
胡云凯　马慧斌　张军燕　路军梅　范路英　辛燕静　尚洁卿　张宪楷　郝宏江

邯郸市

王建蕊　赵　阳

邯郸市磁县

李彩凤　叶志华　索凤丽　李　岩　张建松　韩　伟　刘　海　杨红霞　韩林霞
李红艳　李艾青　赵建学　唐彩丽　索建秀　张志刚　张荣兴　赵亚萍　索成梁
郝学武　高明生　李秀明　吴　肖　吴东成　武河涛　马海义

邯郸市武安市

魏延其	郭秀杰	韩丽丽	杨慧	韩建朝	崔建国	王艳	乔欣	李斌
张利强	王更良	王小艳	杨维秀	赵雪恒	秦瑞芝	张敏	李璐	李娜
石恩博	周文华	靳海芬	刘米苏	姜臻	杨学超	魏晓		

承德市

王天星　赵薇

承德市丰宁满族自治县

丁亚亭	韩利君	于清利	王艳丰	张志会	张亚茹	孙德宏	刘尚	吴雪
李京平	于赢	王丽丽	潘杰	张艳红	孙佳南	赵奇	杨杰	万宇
李树利	王鲁丰	彭兴杰	郭志勇	李瑞强				

廊坊市

刘砚梅　王秋燕

廊坊市三河市

范瑜	王小兵	朱德良	苏振东	周建伟	乔立军	赵英凯	王晓迪	关磊磊
闫华影	王文龙	张文鲜	宗子怡	刘佳	于文静	李一名	马明阳	鲁冠
韩鹏	边梦月	杨晶莹	林艳					

沧州市

杨希晨　高哲敏　鲁文慧　安连芹

沧州市海兴县

王华丽	张策	杨金英	于建枝	蔡爱蕊	郭洪星	李金耀	孙亚腾	呼琳
许延斌	杨蕊	杨春云	韩淑英	王娈英	孙贵玺	杨海龙	程炜	

唐山市

刘海峰　蔡相颖

唐山市迁安市

马宝贵	许志海	刘芳	王翠玲	谌华卿	余娟	李蕾	王娜	刘建超
张志云	刘银霞	周翠霞	姚小星	邵舰伟	刘艳文	康磊	张小红	李敬文
王秀娟	王晓辉	刘迎新	王洪涛	彭颖新	曹艳芬			

张家口市

尹少禹　曹卓

张家口市桥东区

刘淑贞	李晨虹	张彩霞	闫凯敏	李娟	张晓娟	梁苗裔	崔晓燕	郭梦瑶
董然	杨建芬							

张家口市宣化区

武荣	赵海元	袁建民	胡晓勇	李亚斌	田鑫	支雯	崔燕	王秀春
薛梅	李志军	崔雅娟	左存锐	李兴敏	王智卿	李敏	闫秀平	段佳璐

张　静　谷云飞　潘　明　李少英　负春花　张波　袁建梅

秦皇岛市

王丹彤　胡　伟

秦皇岛市海港区

朱大为　李立峰　涂井哲　雏文静　胡永兴　裴　颖　刘伟娟　黄　玲　刘春霞
贾会敏　张晶晶　张艳艳　祖香雨　刘晓红　杨　璐　曹文玲　相欣雨　史佳瑶
郭海燕　高寒冰　段学广　张　静　王红伟　孙景烨

山西省

山西省

陈　靖　任泽萍　何玉玲　杨晓娟　李淑琴

太原市杏花岭区

倪　芳　薛秀丽　秦　岭　李兰英　张　琳　刘晓萍　刘旺丽　张丽红　徐　倩
庞丽民　张艳霞　薛俊芳　张　鑫　贾景芳　史文婷　杜莉娜　郭素惠　焦一甜
苗　琦　张　玉　段丽蓉　庞　青　刘桃林　马建桢

朔州市朔城区

卢　刚　李爱珍　唐建文　胡　俊　王彦玲　张　谅　王　栋　杨　勇　樊艳蓉
赵海婷　杨彩霞　徐敬业　王兴仁　赵青枝　吴国梅　李　洋　李　嘉　吴国宏
刘　梅　崔占兰　刘玉泉　尹树贵　孙志强　解　香　于建军

晋中市榆次区

乔　丰　张云生　郑永萍　郭秀峰　李巧凤　闫梦娇　成晓洁　宋海宏　许永莉
智建芬　陈美芳　李云福　崔建琴　何成相　郭晓红　李丽娟　郭志英　郭靖芬
胡瑞英　李　飞　朱永刚　史云平　廖蒙蒙　靳奕兰

大同市大同县

张冬山　刘德存　纪生祥　王建明　白继礼　任万红　李　婧　贾世英　王　忠
刘日宏　安振岗　孙利琴　张占花　葛进芳　李巧雁　辛春雁　党海清　孙树桃
徐文娥　孙　密　武生存

阳泉市平定县

王芝纯　白海林　贾源瑶　武金平　张向涛　康　平　李春霞　岳　婷　吕之珺
裴小龙　杜　珊　吴艳红　张　乐　赵雅竹　李　倩　王林娥　王芬平　穆秀荷
王俊梅　李怀柱　梁立刚　张士奋　白喜平　张平海

长治市壶关县

侯宇辉　张艳红　王文凤　李　菲　秦兆邦　杨向峰　张勇芳　秦峰利　牛瑞梅
樊丽娟　徐颜芳　卫璐璐　郭菁菁　申茜茜　侯韶芬　许韶霞　郭鹏霞　王建军

杨建华　徐风丽　李　斌

运城市绛县

周迎敏　李姣霞　彭卫霞　高　燕　曹　玉　葛清华　吉春梅　许　婷　秦新胜
李琳娜　王丽娜　赵　敏　张涛涛　王　华　蔡瑞婷　周丽霞　候海燕　王冬杰

吕梁市临县

高春雷　李永宏　贺崇荣　武炳明　高　旭　郭倩瑜　高平连　刘　桦　张晓宏
常奋奇　曹　宇　樊秀丽　冯丽丽　刘秀娥　刘芝芳　王春江　王成娥　李继平
田建峰　刘　烽　赵艳芳　刘　苑

内蒙古自治区

内蒙古自治区

夏雅娟　李艳红　钱永刚　席云峰　刘慧敏　杨晓娟　王　鹏

呼和浩特市回民区

钱菊红　王宇欣　温晓清　郭志兰　贾福青　杜恩嘉　蔡莉莎

巴彦淖尔市临河区

安　静　马　萍　邹　琼　高　婧　丁建平　张关全　李晓东　冯文胜　杨丽霞
李　健　刘　婷　高　敏　杨　静　孙　亮　张凤鲜　陈晓敏　刘美丽　张　炳
张可昉　屠建英　王　芳　闫建军　贾　帅　丁　彤　贺竹嵘　柳亚楠

包头市土默特右旗

贾卫军　王　峰　卢海光　刘茂林　贾　飞　范瑞岗　刘　威　田晓丽　任冬霞
夏晓丽　吕学恭　白　瑞　张金梅　侯清芝　闫小柔　赵慧峰

赤峰市巴林右旗

王伟新　吴玉珍　代　钦　李国民　白国华　宋万鹏　宋　飞　杨淑梅　陈海菲
那　仁　肖艳丽　李晶晶　敖恩吉亚　王亚文　董　宇　高云龙　温梦思　于婷婷
王　璐　香　梅

鄂尔多斯市伊金霍洛旗

杨旭艺　陈丽梅　武瑞娜　李瑞梅　周文平　郝宏燕　张学琴　朱忠慧　康晓娟
訾　岩　石　琳

锡林郭勒盟苏尼特右旗

李桂村　李艳萍　田月英　鲁海霞　包　慧　赵雪霏　郭凤兰　张秀英　陈亚静
裴晓晶　邹战军　王树军

通辽市开鲁县

张成立　吴艳伟　贺敬怡　王翠莲　张富超　王海飞　鲁鸿娥　冯晓璐　刘　璐
刘　爽　谭明昊　王桂玲　陈　晨

呼伦贝尔市牙克石市

李文辉　陈君苏燕　李覆男　翟　华　周万金　魏延国　张宝峰　刘　晔
李　杰　冀秋苹　张焕芝　张素华　王立杰　曾宪华　徐彦荣

辽宁省

辽宁省

刘　莉　礼彦侠　张　蕊　李　爽　穆慧娟　那　军　田　疆

沈阳市沈河区

于路阳　马　萍　何　婧　孙　宇　赵爱玲　王　博　周思彤

大连市沙河口区

王　浩　戴忠霞　刘金平　白晓琳　郑　爽　李　红　杨苣晶　郭　辉　赵呈斌
应　丽　曹福珍　魏玉贤　郝　敏　张嵩佳　高云燕　赵　欣　张　瑾　方　超
王君莲　宫国霞

鞍山市铁西区

潘广志　闵卫红　陈康境　刘振华　贾姗姗　陈彦荣　吕贵顺　张　也　李　红
李　盼　于　萍　侯　杨　张　亮　邵习民

抚顺市清原满族自治县

孙野骞　钟向东　付有为　王艳华　金　玲　何　苗　张希来　刘荣辉　王旭红
付淇予　才　溢　王　微　常　晋　王锡荣　韩昕格　王一荐

丹东市元宝区

许英华　张晶睿　呼晓红　周艳辉　李　霞　王成立　闫　斐　郭　坤　史晓婷
于　莘　朱　福　魏朝志　鲁意女　于昇民　张永军　张　莹　李彩霞　汪湛如
陈佳美　孙芳美　白　莹　任丹莉　孙默君　宋德贵　张娅哲

丹东凤城市

隋立军　孙秋红　魏　杰　王　帅　付大成　赵　芳　仪佳阳　管先聪　孙丽萍
丁学文　李　霞　刘世鹏　梁　斌　赫英飞　王成业　李　杰　吕雅楠　鄂永梅
刘晓彦　姜昭圣　纪秀华　张宏伟　袁宏丽

阜新市阜新蒙古族自治县

魏建伟　薄恩席　杨　勇　白　杨　边晓宇　付　淼　张建辉　李东玲　刘　宁
李济彤　吕洋洲　吴　琼　王红亮　马　男　张东宁　房佳慧

辽阳市辽阳县

刘　威　张大波　李迎秋　王　丽　何秀玲　徐荣亮　赵成新　马国善　段　影
毛漫漫　叶鉴锋　高　鹏　徐青岩　魏亚宁　曲丽娜　赵晓毓　高晓楠　刘　鑫
姜　波　李修竹　刘玉莲

盘锦市大洼区

于泉福　吕建峰　王　辉　焦红梅　王　荣　刘金艳　曹凤娥　赵　丹　王艳杰
郝红艳　李慧玲　付桂荣　陆　阳　金　剑　杨　欢　岳　玲　王　楠　常　余
崔小波　李　军　刘丽莉　许亚杰

铁岭市银州区

袁　健　张宝柱　郭羽嫡　王　静　潘春红　赵海丽　李　颖　刘铁红　马　玲
马文玉　张丽杰　吕丽秀　丁　杰　云丽娟　姚丽芳　王东辉　任东野　王　力
赵　颖　曹　旭　任　静

吉林省

吉林省

刘建伟　朱颖俐　侯筑林　丁　冬　李　璐　刘　婷

长春市南关区

姜　辉　宋　乐　车　健　刘春洋　郎冀慧　柳茹雪　何　娜　张释文　王晓雨
潘春梅　李胜男　孙艳荣　常　征　肖　玲　赵红丹　王　迎　王艳红　刘　岚
赵玲玲　高　岩

长春市德惠市

张文兴　程志芳　凌命新　邢　健　吕　悦　张丽玲　郑吉祥

白城市洮南市

王永明　张煜海　李巍岩　金士国　宋维旭　马伟利　高　英　白　云　杨福军
王影秋　刘　东　梁颖熙　王　欢　杨秀艳　刘晓红　王　玲　金　鹏　郝志勇
刘　驰　郭　岩

吉林市丰满区

李艳宏　贾春迪　孙微微　周　岩　刘雪滢　裴阳阳　王　东　刘夏孟　孙玉梅
于海南　付玉闯　纪大力　黄　艳　于双艳　吴　云　刘海侠　辛宝才　李凤银
李　敏　王　雪　栾晓雨

松原市前郭尔罗斯蒙古族自治县

王　平　李静波　李贵麟　吴敬周　李智峰　高　爽　牛洪涛　宋丽娜　李艳菊
赵金贤　霍　晶　宋艳玲　刘海军　王丽敏　沈岩会　刘　慧　王国林　金　星
李占先　王艳霞

通化市集安市

祝培森　于　洁　杨　军　金宝鑫　赵红卫　刘增阳　程万鑫　金　鑫　李　娜
金思文　周百发　李志荟　崔佳洁　张少梅　唐晓晶

延边朝鲜族自治州龙井市

罗艳丽　李山玉　姜海淑　粟　宇　李慧瑛　宋　浩　崔美香　金日成　全丽玲
崔　健　金　虎　金　萍　文红莲　宋慧玲　金红梅

延边朝鲜族自治州延吉市

方学哲　朴莲花　金相哲　崔道善　潘晓辉　谢　瑶　刘海婷　孙铭辉　孙立新

黑龙江省

黑龙江省

闫世春　周　雪　崔晓明　李阳春　靳　林　周　勇　何伟丽　梁静媛

哈尔滨市南岗区

栾　青　于　波　金伟光　贾月梅　唐　震　王　驰　王　越　单晓丽　王威娜
李艳杰　李玲玲　康　全　刘　莉　任启智　杨雯越　蒋秀丽　刘园欣　高建秀
冯　婷　郭自严　徐勤爱　初　军　刘亚波　吴畅游

牡丹江市穆棱市

于贵忠　黄敬阳　吕艳红　于　颖　魏志海　江丛国　刘　超　黄宏梅　李洪丽
芦艳玲　胡永骏　付　强　富春凤　张凤兰　王　丽　刘　新　申　军　史丽敏
赵桂清　温永军　吕洪伟　教付胜　宋继红　邱姝彧　徐衍奎

大庆市大同区

张　丽　路国香　刘国臣　史广玉　赵海燕　范明楠　赵雅菊　张海欣　张红微
曹宇光　刘盼盼　任术丽　刘昱萱　王　斐　盖志荣　林春梅　任思琦　韩　冬
王　坤　吕艳霞　曹海燕　王学峰　于国彬　王京京　冯　丹

佳木斯市桦川县

辛淑芝　张　华　周　影　黄红影　于晓晨　胡亚丽　于玲凤　张　羡　王　鑫
许天晖　张丽影　张　悦　齐春梅　吴　琼　范影会　高　爽　张树丰　沈　月
仇　娜　田立峰　王　伟　汪　程　刁学华　司　月　李玉洁

鹤岗市萝北县

左江涛　陈宏艳　于秋明　候金婷　张佳英　李　香　左　洋　许柏琳　史媛媛
杨卫国　辛佳媛　孔映荷　杨瑞芹　谢洪岩　张曼秋　卫玉英　昝江滨　匡丽芹
孙思岩　许凤山　王丽峰　何　晶　宋林满　于　帅　黄建和

绥化市北林区

洪霄汉　姜术奎　吴殿军　崔秀波　陈　雪　高秀娟　袁立新　初洪琳　朱慧远
夏志刚　高　靖　毕晓红　王海辉　李　忠　杨怀宇　孙喜杰　李宝双　林海玲
刘咏梅　王宝财　孟凡文　张冬青　田　野　卢群利

牡丹江市宁安市

刘璐璐　宋绍辉　程　波　朱静彬　兰世强　田志利　王　冰　王红伟　樊　海
周　蓉　张　淞　刘　颖　徐连毅　贾青鑫　纪　彤　杨　红　郑喜红　王　蕊

吴红霞　李　红　刘　欣　郭　弘　李炳阳　黄永宏

七台河市勃利县

张长山　王　戈　蒙　金　于　莲　马　龙　黄海霞　陈哲白特　刘　刚　黄　鑫
吴洪敏　胡会霞　董　洁　李秀岩　王明旭　田　鹏　刘晓慧　韩默楠　王轶楠
李光海　陈艳艳　周远航

齐齐哈尔市依安县

娄铁峰　李英杰　李利涛　张晓红　朱建国　杨春红　柴红波　李晶鑫　宿　阳
翟立辉　聂永新　孟庆龙　袁晓芳　刘晓光　石金刚　李宏宇　陈月梅　王　军
李景彦　郑慧娟　董培侠　李树国　王　琪　丛文阁　张士东

哈尔滨市道外区

朱利华　王　军　白昌范　刘　娟　马金旭　王可心　姚军华　马　巍　李　海
金　婧　王立岩　孙静雅　李志杰　孙尤明　孙明霞　李坤坤　郝　林　赵　静
米国杰

上海市

上海市

付　晨　施　燕　郑　杨　杨群娣　刘晓侠　刘丹妮　苏秋云

上海市黄浦区

王烨菁　俞　捷　殷　良　殷丽红　赵俊峰　倪一宏　陈　希　曹　云　高冠戎
黄　轶　赵　倩　林海华　诸瑞月　马乔乔　夏　青　李　益　许凌艳

上海市长宁区

赵文穗　王　洁　徐　蕾　姜　玉　张　磊　余　力　周方家　徐凤励　沈彬杰
钱君秋　田梅芳　郭繁礼　李娟娟　计秋萍　潘　玮　王　鑫　何　青　甘逾超
朱蓓菁　赵　钺　董佳慧　马亦旸　周　琪　王宝娟　邓宋清

上海市普陀区

张宇艳　应　颖　吴春香　王　宇　吴雯静　王中王　于　杰　李　望　王　莺
任德琴　夏　晓　方　华　黄　颖　陈　敏　马春旭　王　琴　顾明阳　耿红弟
邓申伟　张　嫣　殷　剑　王佳蔚　林双双　刘　旻　潘亦敏

上海市闵行区

徐东丽　严玉洁　姚保栋　郑盛邦　梁彤彤　徐彩萍　李　俊　蔡兰平　苗　苗
杨　华　钱　青　邹　鹏　戴斯佳　张元婷　张　云　张国藩　于从英　周　璐
黄　萍　刘　晔　李　莹　徐美萍　周志贤　王连芳　朱莉萍

上海市金山区

张亚宁　朱晓云　陈德喜　舒　奇　王　慧　马碧萍　林　菲　王　倩　马　翠

聂莲莲　尹丹娟　王丽楠　范　园　沈珠华　陶建秀　陈　聪　张程远　林　芳
杜小凯　江会运　金　萍　尹永伟　蔡平利　周月华　史东文

上海市松江区

姜永根　黄丽妹　李志媛　乔雪飞　罗　炜　杨　鹏　郎冬晨　褚秀娟　苏旭燕
陆元英　夏小弟　陆　燕　陆凤仙　沈春花　俞敏君　郑文娟　徐解东　张思启
徐　磊　朱寅峰　张　镕　顾　晶　朱如意　金雨姗　沈　方

上海市奉贤区

孙　琪　陈　英　汤海英　徐海峰　袁　媛　陆　燕　罗卫平　张　琳　唐怡菁
王　红　金梅红　陈　群　姚　瑶　徐丽娟　韩　泓　顾红英　顾琴妹　吴晨莉
吴雪红　周英姿　顾英华　王　成　叶变良　杨洁梅　盛鹏宇

江苏省

江苏省

苏　健　罗鹏飞　覃　玉　朱　政　崔　岚　万亚男　杜文聪

南京市秦淮区

来亦超　池　红　熊　琰　刘　磊　钱玥华　郜杏丽　陈　墨　高　琦　陈海燕
于津津　蒋军凯　王　严　刘　云　虞　琳　尤梦佳　季　伟　嵇　佳　冯佩蓉
张　慧　许　诺　蒋　欣　王雨桐　谈　喆　郝蓉莉　杜　娟

无锡市梁溪区

谢　波　匡宇洁　龚玲芬　朱　恺　沈晓文　陈　鑫　潘宇晖　杨菲飞　王　琳
金　一　周恩宇　何迎峰　朱惠芳　邹云眉　张晓丽　周金艳　吴本桂　蒋敏红
高建芬　诸胡瑜　陈晓阳　杨茂祥　刘香云　陆鑫晓

徐州市云龙区

申　涛　张光勤　李玉波　马良良　刘　利　吕　婷　王　强　李　丽　姚　远
张　铖　李学锋　宋兆粉　王兴梅　王　建　王琳娜　王易欣　渠漫漫　张黎黎
李通达　李建华　刘云珍　杨　永　张　梅　刘　静　潘永哲

常州市武进区

周义红　强德仁　许敏锐　石素逸　宗　菁　杨佳成　付如星　王　迪　蒋国丰
张凤华　卞仕忻　潘凌云　沈对花　奚末芳　朱亚芬　杨小波　韩玉萍　蒋　娜
徐菊娣　谈惠明　杜　越　张东荣　陈丽锋　顾　放

苏州市吴中区

周支军　金建荣　沈　璐　马菊萍　刘景超　吴　逸　钱春红　陈宣红　徐学龙
周建忠　王霞琴　朱芳青

苏州市张家港市

王群刚	姚敏芳	李 凯	邱 晶	朱晓炜	施菊萍	黄宇梅	秦敏晔	赵丽霞
王夏冬	王洵之	朱 芳	陈 悠	季梅新	徐 兰	刘 芳	吴鹏程	徐海英
陶 峰	顾国英	张亚红	康 佐	沈冬梅	黄晓燕	朱 佳		

南通市如皋市

沙留强	吴 坚	王书兰	吕家爱	吴 琼	米玉芳	韩更生	陈玉红	黄晓波
金 鑫	陈 婕	陈冰宇	朱亚东	李 剑	凌许健	夏丽媛	殷成华	汪小琳
万建兰	章 兰	孙泽瑶	石高君	朱先明	朱晓霞	蔡振国		

连云港市东海县

吴同浩	张振宇	马 进	张 健	庞惠勇	程 冲	晏 梅	陈 晓	吴 兢
王燕萍	郑培兰	陆大江	王相化	王海鹏	陈天阳	时小东	尚小江	穆道亮
王 伟	赵 伟	吴利群	郭红卫					

淮安市金湖县

汤卫军	高式清	孙道宽	杨万琴	何士林	张崇华	周 娟	蔡士旬	那崇伍
余 艳	雷 婷	王红梅	陈铭玉	陈茂勇	邹晓玲	何伏华	沈月琴	冯地忠
柏云霞	宋爱佳	杨 蕾	杨海天	郑 琪	林呈彪	吴 婕		

盐城市响水县

潘永富	郗晓智	刘海涛	李秀红	钟 强	王泽明	吕富年	陈玥华	刘宇春
陈 岚	潘永生	张昌俐	张菊英	吴宝光	周庆华	王金帮	殷 音	周雪语
袁 上	张 红	刘媛媛	嵇爱红	朱成刚	周丽华	王久涛		

扬州市邗江区

黄 友	谢春华	薛安庆	陈梅芳	刘华荣	张新荣	姜天佑	周仁庆	刘天明
柏志强	郭玉香	袁 军	顾国美	赵 华	丁桂祥	钱学宏	杨在朝	丁仁艳
秦浩然	吴秋梅	杨 丽	周华荣	李季娟	孔娴娴			

镇江市京口区

周 静	李 喆	严 涛	吴石羽	施正华	陈 蕊	张成芳	巫 炜	马克花
梁 薇	雍彩萍	许雅雯	代宇峰	袁楠玥	王 辉	倪巧妹	王 瑶	范甜甜
盛雨婷	王红燕	沈 文	吴春娟	孙建萍				

泰州市姜堰区

许艳明	茆青松	刘莉莉	钱 印	陆泽中	李 颖	丁 莹	宋嘉莉	江秋霞
徐林林	于寿进	严华娟	陆 薇	王 畅	陈 倩	陈 蒙	孙逸婧	于大千
黄 露	黄 静	王 思	王 慧	张 燕	钱益鸣	周 琪		

浙江省

浙江省

俞　敏　胡如英　何青芳　龚巍巍　梁明斌　潘　劲　王立新

杭州市下城区

周晓红　席胜军　王　峥　王婷婷　张　睿　黄清虹　何宝华　王筱颖　洪惠娟
赵燕萍　竺　静　吴斐祎　韩　林　邵乐琴　陈　雁　丁小清　申贤华　王晓丽
潘卫亭　朱月琴　商益群　钱小燕　陈卓婷　张　弦　王燕峰

宁波市奉化市

王海明　汪　玺　杜飞行　冯　伟　周福军　李　益　张春川　朱闻妮　孙宁辉
章旭波　张周民　周光海　邱莉琴　王幼娜　蒋维君　周文飞　王静静　王雪飞
蒋冬杰　卓瑶云

温州市苍南县

金亦荣　杨道余　金仁快　雷大鹏　洪仙月　林上伟　叶文政　金春碧　叶恩利
温从出　周　芳　徐梦露　雷佳莞　刘万条　夏明鑫　刘　军　周杨帆　郑小燕
陈启东　张国清　陈　博　陈建君　余晓静　曾彬彬　陈彩香

绍兴市柯桥区

沈调英　傅玲娟　袁锋平　何　莉　朱奕敏　谢四化　李菊英　黄烨灵　杨旻昊
李雪松　夏思圆　刘梦丽　黄卓婷　韩炜平　洪丽萍　俞　琼　唐丽萍　沈敏华
朱建乔　金露萍　汪新亚　祝叶芳　吴国萍　金　琴　郭叠燕

嘉兴市桐乡市

王春梅　谢开婿　陈玲琍　王　祎　吴龙飞　姚　炜　沈　盾　王　萍　张英英
徐震威　吴宇啸　杨幼清　沈建松　章赟凤　唐青青　舒云杰　何欢娣　沈云峰
张　英　蔡耀丽　于晓红

嘉兴市海宁市

孙品晶　许云峰　王小花　王仲旺　董　莹　张　静　李朱涛　舒　可　蒋逸群
朱海燕　王　祎　胡麟峰　严　正　钱雪琦　陆国飞　雷朝秋　关晓玥　沈　亮
许迪峰

金华市婺城区

王洪歆　陈静英　沈伟军　陆文雯　韩郸轲　佘小纯　朱鹏凯　章兰金　黄清湘
陈伯恒　陈　敏　林丽君　傅俊珍　邵锦萍　王佳丽　孔卫宏　方慧洋　周春芳
周曙丹　朱俊芳　杜　鹃　陆云苏　喻淑莉　钱斐兰　何　努

台州市三门县

杨盛旭　梅慧娟　包肖玉　陈晓燕　周海慧　奚　娜　张　琼　李世盛　吴佳佳

黎以眺　成艺昉　卢玲娇　戴喜勇　郑孟慧　陈道水　颜章瑛　许萌萌　刘爱珍
林财见　王　敏　王晓娟　邵光辉　吴彩莲　吴能沆

衢州市常山县

吴正福　刘　胜　杨　涛　戴健尔　於晓丽　郭水梅　曾红霞　黄业伟

丽水市遂昌县

符建平　林仁卫　周文龙　徐昌和　胡春林　雷仙育　占群英　朱小兵　尹玲玲
王晓敏　杨　敏　项春燕　钟芳兰　吕国庆　郭金梅　黄俊莲　张　韬　陈新俊
雷智勇　林秀华　何政轩　邵素珍　俞骏程　邓胜男　杨　柳

安徽省

安徽省

刘志荣　陈叶纪　邢秀雅　徐　伟　许精巧　吴庆生　王　岩　鲍军辉　郑思雨
冯学庆　朱剑华　王安莲

合肥市

张俊青　王　茜

合肥市巢湖市

王义江　刘　涛　谢志宏　柯云云　夏效胜　李　勇　韦孟君　史莉敏　李廷婷
周媛媛　周立琼　孙嫣然　曹永生　颜海军　李晓宏　魏学宏　肖东民　路菊梅
赵丽杰

蚌埠市

陈　军　吴子虎

蚌埠市固镇县

张　钊　刘志君　杨　永　祝丽丽　邹　雷　王孝明　赵传勋　张　飞　张二阵
张　星　刘　莹　陈青松

芜湖市

朱君君　崔晓娟

芜湖市镜湖区

衡时雨　王　程　张　宝　范丽云　余凝涓　张维丽　刘　悦　王　萍　张　琴
汪　湾　伍　娟　曹白云　钱瑞罡　刘　欣　王存祥　吴春雨　唐霄雷

马鞍山市雨山区

袁红梅　曹振乾　胡美琴　陶宗祥　张跃芳　陈昀泽　王立霞　陆正芳　卢　俊
黄　敏　范万喜　李雁霞　孟海红

淮南市

姚传磊

淮南市寿县

蔡传毓　杨茂敏　黄　奎　霍圣菊　陶俊婷　鲍广濛　魏　萍　鹿燕青　计　虎
江　波　陈军明　孟令红　王海燕　葛晶晶　李　荣　梁　新

安庆市

朱　宁　吴　玮

安庆市望江县

徐应根　李结才　徐燕飞　吴小兵　檀　敏　聂南征　汪卫林　曹　建　徐先军
龙非池　郝三虎　王　昊　汪根权　余慎思　林四球　汪小根　余平枝　江节超
曹兰芳　王　俊

宿州市

代　姝　吴　越

宿州市埇桥区

刘　森　张　鹏　张园园　李　沛　刘见义　裴　欣　黄　磊　罗　静　左雅楠
戴　琳　陆　燕　殷　莎　刘清明　武云昌　王天元　沈国栋　刘　文　曹纯全
欧　辉　代　平　蒋广慧　王家队　代良坤　刘　聪　刘　省　常朦朦　马　娣
孙　平　张蒙蒙　苏　鑫　孟　迅

阜阳市

胡　冰　梁长流

阜阳市颍州区

郭　青　曾　玲　武瑞妍　张国栋　王福军　张　雅　王双双　刘方良　李　薇
陈丹丹　黄丽娜　宋向南　李　真　姚连帮　张　瑜　范洪云　杨　浩　宋　召
蔡国清　刘　彬

亳州市蒙城县

李银梅　刘　翔　张　赛　张爱东　刘珊珊　谭　博　李　伟　谭　金　李艳丽
赵　勇　尤芳红　田庆春　陈华堂　王　伟　李祥祥　邵于全　王彬彬　李杰龙
陈　勇　黄灵艳　穆孟侠　赵　玲　于成士　丁　浩

滁州市

杨步财

滁州市天长市

胡　彪　杭民东　程长宝　戴书云　周翔燕　叶　盛　胡春明　吴　军　袁学芹
徐厚林　林海静　李　斌　夏　冬　张　浩　余林亚

宣城市

何　平　王　敏

宣城市泾县

余永明　伍沪文　刘安阜　张　杰　肖　红　孙爱芳　肖丽玲　翟　慧　孙　亮

马　泉　罗　敏　张超贤　汪蔚萍　翟慧娟　聂　珣　刘叶婷　程渡西　凤美雯
何　悦　章　丹

池州市

檀　平

池州市石台县

张　茜　程　锦　汪世斌　程锦娟　尹　晟　唐玉萍　王四五　张　玉　李伟玲
陆　鑫　雍　倩　徐丽红　胡珊珊　夏瑜霞　吴荣尧　施宏亮　宋文宾　徐　银

福建省

福建省

郑奎城　钟文玲　陈铁晖　林　熙　林修全　李晓庆　尹艳榕　章叶发　杨　泽
黄少芬

福州市连江县

邱振国　孙道权　缪展硕　陈　石　徐　洁　滕君燕　陈晓影　陈　钧　林　慧
郑厚建　郑建平　陈艳烽　刘碧芳　林　蕾　谢玉容　林　娜　梁裕菊　詹美珍
蔡　娜　吴燕芳　郑　娟　黄锦惠　程俊杰

泉州市惠安县

康伟峰　周惠清　陈培阳　刘庆烟　杨雪香　黄　欢　杨芙容　许冬梅　郑娜虹
郭佳晶　魏亚茹　陈群峰　王伟忠　王晓红　王芬兰　庄聪能　任亚仲　刘晓珺
詹志伟　陈永安

宁德市屏南县

张久坚　张惠敏　黄之丁　黄　蕊　杨　威　潘陈平　郑霁芬　张奉章　徐晓薇
张　烨　陈伟强　吴　靖　林向新　张美华　张小端　林顺进　陆毓苹　陈建明
陈威成　胡晓光　林玉清

厦门市思明区

林　劲　黄清香　蓝晓丽　陈　沁　肖　军　柯明月　李月碰　谢丽珊　王雪惠
林英华　王坤明　沈艺婷　陈伟明　黄美惠　陈坤影　陈晓珊　邹海英　张世雄
吕晨芳　叶芳彬　刘桂兰　马学驯　蔡淑凤

龙岩市新罗区

赖庆斌　张　祥　李汇颖　练海英　廖庆辉　罗　丹　李榕芳　廖凌玲　胡金望
林　星　陈廷秋　陈　浩　黄钰雯　李曼丽　李阿芳　赖招霞　曹德华

龙岩市永定区

张日树　卢建聪　卢华兴　苏雪梅　张裕钰　吴红平　童徽霞　罗灿忠　张宾娥
张爱珍　黄冠林　郑秋瑜　罗凤兰　苏雪姣　卢　婕　廖　燕　赖翠兰　黄兆成
吴槐标　吴夏燕　卢秋玉　黄晓蓉

漳州市长泰县

叶忠和	张碧花	郑冬柏	张丽辉	郑淑敏	杨景泉	叶伟亮	王文珍	杨漳龙
叶贵华	韩丽丽	许宛意	戴耿毅	戴伟宏	林　琳	林伟琼	林进海	周晶璧
曾燕如	陈小燕	林碧花	叶花枝	刘锦清	林超莉	朱瑞珠		

莆田市涵江区

林玉成	方晓滨	林　斌	郑少梅	关志华	刘姮梅	林丽丽	龚宗有	蔡秀花
林晨瑜	林美琼	黄丽珊	翁雪萍	张巧贞	黄丽媛	李晓钦	侯丽凡	张玉双
汤伟丽	程　蕾	郭铭敏	陈荔梅	汤晋辉	沈俊武	陈国尧		

三明市梅列区

曾　铮	吴康金	郑　英	李　珊	刘妃英	邓玮嘉	郑　蓉	陈秀蓉	陈培琼
黄飞龙	王　磊	饶有兰	陈汉金	陈静鑫	于雅倩	卢小平	刘　琳	田加沣
陈璐璐	罗彩文	邓长炳	吴颖熠	谢春香	江宗仁	陈　佳		

南平市延平区

黄永祥	徐良珍	杨　敏	刘纯英	陈秀贞	刘启钧	陈元金	吴小英	李玉燕
江　浩	杨　琳	吴耀英	应丹华	谢　斌	胡雪婷	吴文婷	吴桂兰	张秀珠
杨　华	郑秋英	赵阳红						

江西省

江西省

范为民	朱丽萍	颜　玮	陈轶英	刘　杰	徐　艳	许立平	陈小娜	赵　军

南昌市东湖区

赵玉静	舒惠玲	王信颖	刘　璐	杨刚龙	王武宽	宗素琴	胡静芳	黄恢淑
聂甜甜	曹旻蓉	刘田田	裴海飞	余　平	李　剑	杨　乐	龙　强	曾　慧
邬媛媛	张敏芬	李　梅	许美玲	陈佳缨	刘　雅	吴竹君		

九江市武宁县

潘盛林	邹德政	段红政	张赣湘	熊彩云	肖光明	王　淼	陈希龙	刘　鹏

宜春市上高县

陶武明	赵卫东	叶江西	刘梓英	游　浩	廖　翠	谢四化	徐　光	左清芳
周根平	简费芳	李　翔	卢梦颖	晏雪梅	潘诚敏	李卫平	陈晶婷	漆立新
黄海华	张远光	晏少华	陆经平	吴晓红				

赣州市章贡区

丁　莉	郭于飞	何　艳	廖　顺	廖　敏	罗华彬	刘晓红	刘水凤	刘继鸣
赖李群	马美女	蒙咏梅	苏德云	申夏云	魏振华	伍应霞	徐　凯	熊红香
肖　光	叶　舟	张纯碧	张红进	张起坪	周旭辉	曾世华		

赣州市龙南县

曾荣冬　曾政国　曾　景　温美春　彭旻微　赖永赣　廖峻峰　林　玲　张勤人
吴和子　凌惠芹　陈雪芳　袁　卿　杨　涵　钟雄文　赖　珍　唐红宇　温　蕾
郭　薇　刘新珠　叶慧玲　凌颖琴　黄笑玲　廖淑华

上饶市横峰县

涂永海　官钱吉　叶剑芸　吴海燕　毛术霞　李文秦　熊　菲　蒋春凤　江　萍
韩　正　刘桂英　余　芬　杨　芬　刘福平　程立武　徐筱君　蔡记者　汪庭文
应艳琴　周　蕾　苏　倩　陈水莲

宜春市奉新县

邓近清　刘名根　廖述涛　闵怀华　王　婷　贾　慧　舒惠嫦　吴昕东　谢　浙
刘　玲　曹　璐　冷光俊　黎维亮　胡　琴　余薇薇　罗胜华　廖述斌　余齐秀
余美玲　金善英　涂　珊　徐相玲

新余市渝水区

杨　竹　宋　艳　张小洋　胡晓红　罗佳丽　邓迪雯　简小根　胡小娟　廖　军
张爱民　张金根　刘　燕　刘微微　李　伟　廖秀娟　何　鑫　杨小兰　胡荣真

吉安市吉州区

刘伏英　袁先平　王　娟　张洁香　周　虹　诸　平　刘书荣　胡丽萍　彭德林
王　婷　罗欣荣　王　强　李志青　彭建平　肖小敏　罗忠煜　邹秀萍　夏　婷
周萍萍　晏昆庭　麻建华　刘　锋　刘明明　黄丽娟　王喜珍

鹰潭市余江区

吴　灵　曾串莲　吴钦华　夏　珍　李建亚　陶　威　陈先才　邹人佩　吴贞卉
孙　娜　方海珍　郑忠红　雷任香　陈紫云　甘洪生　苏火凤　王思敏　郑建国
夏仁年　舒小燕　张建民

山东省

山东省

郭晓雷　张吉玉　鹿子龙　唐俊利　张丙银　徐春晓

济南市章丘区

董向群　柴本正　刘庆皆　颛孙宁宁　夏海燕　孙　健　辛　佳　张伟云　王　勃
韩　冰　李师海　夏邑民　岳　玲　郭隆经　王兴家　宋永辉　孟永香　陈　振
张　军　张　浩　亓晓芳　刘凤忠　赵开福

济南市莱城区

丁丽平　尚明香　吕明星　燕凤宇　张　雨　吕　静　吕明飞　王　宁　亓　哲
王凤珠　杨奕琳　刘桂芳　亓锦辉　孙国锋　狄　芳　郇林祥　吕晓云　亓金凤

亓 霞 张 叶 鹿文静

青岛市市北区

惠建文 辛乐忠 杨 敏 王春辉 胡 育 朱志刚 王 康 王铁一 孟泉禄
李玉华 于文霞 王丽岩 宋 艳 张绍华 孟铃洁 金雪松 翟俊杰 秦倩倩
郝秋芬 王彩霞 徐 丹 周栾玉 王红云 刘 萍

淄博市沂源县

王爱丽 李东芝 孙 璞 齐山芹 琚建玲 陈丁丁 杜宁宁 张 惠 耿晓强
杨朝飞 张 晴 陈晓霞 张 巍 姜海燕 于 杰 潘 娜 房立波 林风金
宋丽娜 桑克英 沈 燕 李绍峰 陈兆军

枣庄市薛城区

李景海 韩 欣 薛 情 张 敏 郑程太 张印江 李 琛 张文芳 汪明强
冯 静 杜晓歆 王 静 林艳利 田桂芹 刘艳茹 高 云 孙媛媛 李龙彦
李 攀 刘 璇 刘航宇 王 波 王亚文 王 鹏

烟台市芝罘区

黄建新 王筠惠 王心祥 李海峰 赵 冲 傅天翔 高忠爱 李 成 丁延辉
周少宁 王睿琪 李德国 孙春燕 路 玮 王圣涵 孔 民 孙小双 王 玥

烟台市蓬莱区

张利泉 张 强 于蓬伟 李 振 曲文腾 吴 涛 王 波 阮文秀 魏莉莉
屈思羽 刘培英 吕少祥 王 艳 李俊华 唐 杰 王金玲 张国英 景芳卉
梁景媛 张晓娜 张志成 徐升刚 李少龙 包前铭 李震南

潍坊市高密市

张梅烈 黄一峰 周晓杰 马瑞花 谢 珍 冷冠群 宋 娟 赵 玉 岳 文
别 娜 解志红 黄伟超 徐伟嘉 杜 凯 赵慧丽 张伟嘉 李兆军 李雪梅
王立业 郭清华 王仲秋 王耀刚 邹爱萍 焦 燕 王 森

济宁市邹城市

张廷番 刘亚琪 王代宝 路庆秀 李贤国 陈洋洋 黄 豪 黄 丹 王 丽
杨建宁 王 蕊 王雪梅 魏亚选 田晓露 赵振香 张建明 颜 妍 张 波
张贻庆 张贵灵 孔 燕 孔祥玉 李金霞 王 娟 孟荣华 刘 娟 刘德艳
周 雯

泰安市宁阳县

焦 颖 刘婷婷 马学成 董芙蓉 杜秋霞 郭壮壮 孙红莉 于 萍 曹 卉
侯焕香 周家佳 张风云 张浩妍 张兆喜 王同山 冯 康 陈宗伟 石香山
周西民 李爱菊 董 妮 孔 慧 马海涛

威海市乳山市

邹跃威 李立科 张玉佳 柯 岩 奚 冬 张玉和 倪 妍 王 青 楚立鹏

沙海滨　田厚渊　李　辉　魏京勋　许天龙　宋艳艳　杨晓磊　童　俏　杨晓磊

临沂市莒南县

李学刚　文章军　张守彦　邓　花　王丽君　林秀玲　姜红金　朱孟召　鲁守龙
宋厚芳　毛鹏程　罗永坤　韦有全　张斌磊　吴世娟　徐翠萍　宋　杰　牟　霞
吴学云

聊城市高唐县

杨亮亮　华　丽　李　坤　刘淑梅　胡　燕　谢新莉　杨新蕾　穆守常　侯立恒
王玉庆　王化征　王秀霞　李俊平　郭　勇　肖从臣　田乃炜　周桂芹　尹　红
蔡宝美　丁云霞　王　峰　李新红

滨州市滨城区

杜庆涛　张建刚　赵经纬　范美霞　付立平　王守贞　刘建鹏　崔新军　耿荣芳
周同芳　杨忠江　常艳霞　王伟贞　赵建顺　孙鹏超　吴秀花　高树波　侯海燕
王金星　王立凤　王新华　周洪阁　初艳霞

河南省

河南省

冯石献　高　莉　范　雷　韩　冰　常　亮　戚敏杰　王　轲

郑州市中原区

于成林　刘百海　薛　燕　宋建勋　任欣欣　李桂香　安　妮　马慧珍　常海英
吕　毅　孙利娟　肖丽君　黄全民　李　彤　郭丽敏　涂娜娜　杨　慧　王会丽
翟志友　陈子元　曾　月　郑科红　金雅飞

商丘市梁园区

杨保华　张永林　孙淑静　左　啸　姚硕硕　林　博　周莎莎　孟　阳　王　浩
张　莹　张　璐　朱倩倩　王晓玲　陈文通　荣梦雨　刘红梅　刘丽萍　周　博
赵　亮　郭　浩　刘　源　李冬霞　刘　静　耿　炎

南阳市唐河县

秦世伟　刘万广　靖　翰　杨　方　曲忠强　钱大局　涂中南　刘　琼　白　燕
宋付党　郭永凯　刘　洋　刘金富　李献新　鞠长安　刘万东　张　娟　杜　娟
陈　佳　秦守林

濮阳市华龙区

曹　斌　王培贤　王新杰　岳　磊　梁　森　王盼盼　刘海香　杨慧冲　王雪景
耿玉玲　张　平　李　舍　过金红　王爱琴　王晓静　刘艳萍　张　平　赵　建
马翠珍　李利平　范荣霞　马肖静　王　楠　翟　振　冯瑞钦　李　辉

安阳市滑县

赵建峰	李庆香	薛　辉	耿青青	王建路	关凤娟	徐磊昌	宋鹏勇	张广哲
许林强	仇　乐	董　静	段艳美	王如月	冯冰茹	张慧琪	郭　琳	张绍玲
张宁宁	刘雪娟	蒋培英	牛方慧	张　伟	张一婷			

洛阳市吉利区

郭建立	张菲菲	席永娟	权分分	权丽娜	权菲静	权松艳	钱志帆	张雪停
许丽丽	钱保厂	席玲玲	张水果	薄秋红	袁润兰	王江山	韩月花	张新宇
权高岩	张佩玉	崔艳玲	宋　敏	张宝茹	赵军萍	郭红伟		

焦作市解放区

白志平	陈海慧	刘建国	郭亚楠	马　娟	刘峰智	王钧正	马　兰	李　凯
蔡文超	温晓莹	樊瑞希	旮金霞	张朝新	王福平	王　芳		

三门峡市灵宝市

张侃锋	许敏丽	范玉馨	郭锐姣	王晓明	冯灵霞	许　强	吕琳雅	刘妮娜
刘　琳	卫　芳	王蓓丽	张玉华	许宜人	袁　萍	赵　迪	张　艺	杨会霞
黄焕叶	屈　园	卫长青	李治淮	晋　忠				

鹤壁市淇县

李艳辉	王利(男)	马宏利	孙惠斌	齐志超	张立弓	王尧欣	马　辰	郝巧红
吕红利	王雨婕	罗晓毅	介　颖	陈国军	段亚楼	赵倩倩	付宇雷	冯　飞
王利(女)	徐　菲	马东贵	葛拥军	宋振英	王凤菊	王洋洋		

洛阳市嵩县

马振卫	雷园林	杨欣欣	乔　幸	孟岳伟	靳青果	温明菊	郭爱莲	黄利峰
石梦瑶	贾元皓	吴　楠	王东伟	翟秀英	陈花珍	时艺昌	张　鹏	陈　晶
石田园	孙闪闪	李会利	李景云	李　艳	李会斌	谢世浩		

许昌市魏都区

周书凯	姚红霞	崔亚辉	郑云枝	张　方	廖　飞	冯　娟	王　燕	丁　婉
郭娅丽	谢伟平	闫艺红	葛冰玉	侯灿灿	牛冰雪	吴　昊	贾　勇	李　冰
旷永建	于霆雷	孙大伟	薛晓峰	孙梦哲	孔令鸽	包　鹤		

许昌市襄城县

彭曾玲	陈新有	李晓龙	李俊英	常　娜	姜琼琼	魏京鸽	李晓慧	侯灿灿
葛冰玉	刘　洋	常晓阳	宋妞妞	卢春明	纪克霞	王艳娥	王朋冲	崔晓朋
臧梦佳	杨　静	冀贝贝	蔡　雅	姚晓勇	刘世龙	崔小平		

漯河市源汇区

王宏博	张　祥	张真真	刘军亮	刘一培	李凯歌	牛艳丽	王春玲	叶　静
李　彤	曲遂亭	郭俊丽	李延磊	邵满良	谷晓红	王　珍	张秋芳	张莹娜
王培永	高　刚	陈新军	康苗苗	李冬冬	李　琰			

新乡市辉县市

何天有	孙花荣	赵小聪	李颖	何磐	吕倩楠	张栩魁	扈晨	吴慧芳
郜智峰	张小慧	王艳慧	赵华	李芬静	孙海新	付力	齐小庆	崔亚洲
任湘文	刘亚楠	刘新伟	牛小萌					

湖北省

湖北省

黄希宝	蔡顺祥	张庆军	祝淑珍	张岚	何田静	李茜	潘敬菊	唐雨萌

武汉市江岸区

朱慈华	吕红艳	丁彦培	于青	谢凡	刘丽华	张莎	张梦妮	何颖
严敏	郭丹	王颖	袁泉	张伟	徐文娟	袁园	周丽娟	高响玲
陈希瑾	潘敏	胥銮	李晓明	陈金萍	朱梦君	陈双莲		

黄石市

陈燕	涂瑞林	吴文源	柯桂香	彭家红	彭书兰	曹寅初	聂红燕	赵贝贝
李文娟	夏凡	胡水凤	郭颖	涂逸鸾	舒莎	王佩	余红	胡余
谢超然	张丽琳	周红梅	吴利娟	朱端孝	周军	华亚萍	罗春莲	

宜昌市

张培	胡池	杨佳娟	杜胤	朱婕	余志颖	吴婵	程德明	王蓉
胡学珊	王媛媛	王琴	郑照东	张露	牛文莉	廖盛斌	曾宏萍	李慧玲
何金礌								

恩施州恩施市

候延贵	胡燕琳	邓孝军	代蓝	廖荣芳	向荣	李道菊	刘淋	税清华
肖烜	熊文	陈超	黄晓玲	廖艳秋	赵春元	张兵	刘斌	廖桂芳
邱晓玲	向美华	熊锐	黄永宽	向成琴	于素兰	文英		

天门市

王义华	何明辉	罗芬	倪亚敏	王佳齐	刘文军	周锦	陶阳阳	李谢蓉
张姣萍	张莉华	方兴	汪耀平	陈虎	雷伟	石彩虹	胡利风	王云峰
陈国安	高少刚	张琴	冯云	魏志斌	王秀容	黄志刚		

黄冈市麻城市

喻同琦	徐胜平	柳以泽	项维红	丁晓莉	李文桥	熊俊锋	戴昌异	董江
刘琼	刘继萍	张书森	梅灿	程忍	陈威	戴颖	夏彩霞	董世文
库守能	王金荣	丁成	刘世康	郭海燕	郭超慧	夏玉兰	俞济时	闾若涵
占红洁	洪洲							

荆门市钟祥市

马明忠　廖金凤　霍军荣　古立勇　王紫君　史晓华　高雅玲　王元珍　赵　丽
陈　庆　李　倩　林媛媛　从天芹　袁金娥　吴定梅　万玉荣　郑　红　蒋森翠
孔　燕　卜红梅　甘　露　刘　芳　杨　丹　刘秋杰　武　慧

孝感市云梦县

李纯波　周　浩　徐敏莉　潘雨晴　潘学俊　喻振明　李　琼　黎　媚　陈　谦
杜　杰　万桂华　李胜东　陈格山　代　超　潘　平　李保平　李　军　杨倩雯
李华涛　田继伟　曾进峰　潘　浩　汤明军　詹建勇　李　缘

襄阳市谷城县

何永华　张开平　胡旭阳　童大根　陈慧群　冷燕飞　张　丽　刘　春　潘朝君
龙长浩　武海玉　廖子菡　魏懿雯　陈　琳　刘正彬　李家树　娄会坤　朱荣强
雷春玲　邺冬丽　熊海燕　李仕军　王友成　李春芝　李　欢　沈明兰　胡然东

十堰市竹山县

刘兴宝　沈开忠　宋兴志　刘应国　陈厚奇　杨晓艳　任艳梅　陈　龙　陈　洪
明　媚　梁　超　郭　明　李　静　罗　园　师　灏　朱凯强　董承鹏　陈　娇
周　晶　刘　杰　邵　敏　田光江　李家强　沈安华　杨厚君

湖南省

湖南省

黄跃龙　金东辉　刘慧琳　刘加吾　刘　意　刘　源　刘　琼

郴州市苏仙区

段云飞　廖红军　李　霞　陈玲艳　欧　炼　李森立　廖利红　邓　敏　廖红花
周武英　陈电明　李　瑛　陈慧玲　罗　睿　喻　艳　曾亚彬　李　兵　莫丽辉
肖成礼　曹　敏　徐　琰　曹幼菊　吴君辉　王海斌　黄盛俊　李莉菊

怀化市洪江市

易思连　田梓良　寻英姿　吴沂晋　杨小琴　陈　飞　杨理华　王小玲　向丽琼
谭　芳　蒋大治　龙飞燕　杨友平　蒋　艳　向　微　林嘉兴

长沙市天心区

兰泽龙　黄晓红　刘　铭　谢高望　黄　佳　张平芳　刘　甜　莫晓娟　颜舒婧
丑　霞　胡　芳　文　贞　陈　柳　何　敏　张艳萍　喻海军　邓海波　刘纪武
贺　璐　刘严玲　陈强知　王红江　卢　琴　杨　耀

邵阳市邵东县

田　丽　陈文伟　金海燕　谢清玲　谭辉路　李端香　袁　圆　戴翠林　杨娇云
姚婉玲　尹华杰　曾　黎　左林峰　佘海燕　赵从军　葛琢玉　刘应军　谢　玉

周红兵　羊利明　赵　媛

长沙市浏阳市

许　欣　陈建伟　熊　曦　龙花君　谭诗花　李　跳　李光辉　王　群　李晓琼
谢艳玲　曾祥健　罗友义　钟　颖　伍紫娟　刘梦玲　杨家威　汤隆宇　王　儒
黄晓甜　余冬晴　杨曼雨

岳阳市平江县

傅汝霖　罗清均　俞成才　李妹英　唐　辉　胡柳青　李小聪　刘　磊　黄璐丽泰
袁　爱　黄　岚　邱耀明　赵准燕　毛　曼　黄瑞辉　张　阳　方益坚　毛松源
邓卓亚　向　思

常德市武陵区

彭学文　朱晓辉　胡　猛　周宏惠　袁璧君　楚国科　刘　珂　朱雯娟　钟世亮
谭　丝　熊　娟　左志红　夏亚利　唐志敏

湘潭市湘潭县

陈天柱　文　斌　李红华　何小玲　朱香平　陈文丽　朱乃文　刘　艳　朱崇娟
胡定炎　高　峰　赵雅瑜　高洪波　莫其林　赵　丹　朱　思　陈海峰　张　露
刘　桥　周　露　周水平　张宏亮　冯　曦

衡阳市常宁市

郭秀连　欧　琦　吴良元　詹小鹏　彭　芬　郭　兰　江小蓉　包宏伟　蒋告生
肖喜利　滕　娜　李　露　张　伟　周桂菊

湘西土家族苗族自治州凤凰县

滕飞星　彭　磊　龙永群　田晓星　吴雄伟　张伟玲　付碑顺　王　慧　王　航
田　麟　田灵芝　吴　茜　龙生义　谭玉翠　龙吉刚　王静成　田浩东　周　淇
张静杨　田　丹　陈　翼　米成梅　田云高　吴盛梅　滕　箐　杨云华

株洲市芦淞区

何　礼　唐　晶　卞晓嘉　刘慧颖　赖嘉文　彭叶玲　文　晨　彭　彬　刘　斌

益阳市资阳区

王迪军　陈　晶　龚立安　范朝彪　高以文　鲁　容　张卫英　陈　璇　许云华
郭　昆　李　雄　刘爱云　王　娟　匡　瑛　曹　亮　彭　程　郭名根　龚令旗
胡智辉　刘　蓉　王玲玲　杨　松　昌　盛

永州市道县

肖拥军　胡建湘　郑　平　何英俊　李莎莎　胡雨华　蒋忠葵　刘爱民　蒋红波
吴　涛　陈　晨　吴　琼　冯云兰　吴　伟　田华明　胡珠花　许洪平　黄春湘
刘　杰　吴　玲　周丽娟　周　媛　周志华　孟裕广　龚东波　吴志伟

广东省

广东省

林立丰　许燕君　许晓君　郑雪燕　夏 亮　李 川　效 拟　周少恩　纪桂元
蒋 琦　洪晓敏　谭剑斌　吴西梅

广州市越秀区

翁 帆　赵德坚　路浚齐　卜 雪　莫嘉敏　李邓辉　曾萍丽　黄佳颖　申 倩
童海云　周德安　林泽芳　谢惠梅　温斯艺　陈湘芹　刘倩芳　何敏华　张小平
谭展飞　潘飞龙　林敏芝　卜瑞莹　陈汝辉　罗丽文　黎浣莎

韶关市曲江区

曾 凡　吕小元　黄增龙　简汉球　江 洁　刘 琴　何玉芬　陈年梅　曾德红
刘 涛　曾翠梅　周美群　刘素谦　夏洪梅　林国清　沈美凤　吴 亮　伍红艳
邱素英　温华梅　肖春娣　黄小娟　游丰华　谢 菲　饶勇华　吴跃兰　黄宗榕
郑宝瑜　陈建辉　朱会和

韶关市南雄市

邬香华　高林娣　温 聪　何星星　谢金山　饶玉文　卢 新　孔德桂　董琦敏
刘祥铭　陈颖芳　钟辉萍　谢金红　吴 丹　邓 颖　刘慧琼　曾 浩　李健红
康洁莲　张艳艳　卢琳琳　陈炎卿

深圳市南山区

马剑平　王长义　陈洪恩　李 程　骆俊旭　董 晓　于 鑫　张竞文　曾志伟
周 娟　罗杰鹏　龚家辉　赵卫杰　戴舒红

佛山市顺德区

张敏辉　李永财　王谦可　罗洁莹　杨俊杰　匡玉宝　梁海东　欧玉英　吴 焜
陈 榕　胡海鹏　陈卓斌　陈宪祥　吴嘉敏　岑嘉敏　梁肖艳　翁冬丽　王福彬
钟飞雄　李春燕　李伯健　李凤娣　陈美冰　欧阳永逸　欧阳丽群

湛江市吴川市

李国平　谢树坤　陈鹏旭　林立勋　潘陈云　许小建　杨汉华　林华明　梁洁红
骆春柳　梁飞雄　吴宇斌　麦 洁

茂名市高州市

莫华生　黄 钢　吴铁伟　黄永华　朱茂才　周 亮　冼燕波　梁鹤誉　李启周
李欣桂　严志伟　董凯玲　卢梓宁　梁坤燕　吴晓月　卢耀浩　罗梓力　邱桦喜
凌 辉　邓志松　吴辉活　廖婉文　陈 莲　吴燕平

肇庆市四会市

吴 洪　梁丽萍　徐小茜　曾志凌　陈惜玉　许玉兰　陈洁云　何东杰　李秋龙

甘仲芬　刘文涛　罗上强　李俊强

惠州市惠阳区

李国平　黄文彪　罗卓文　练小科　陈法辉　龚育强　戴砚田　黄奕强　庄学文
黄惠玲　黄丽娜　罗　海　翟秋琪　杨维宽　卢雄军　徐伟兵　李虹萱　梁志胜
谢兆峰　刘碧桃　陈国秀　林贵媚　欧德智

梅州市五华县

张远生　曾育富　沈超华　陈青山　古春秀　魏华新　宋丽萍　张惠东　魏素云
张　聪　何　清　温远标　李艳华　温英春　廖崇英　黄利泉　江　华　张少忠
黄远祥　钟君华　卓小霞　周艳莉　李雪兰　彭焕玉　李　菲　李　丽　古丽梅
廖茴芳　张丽丽　宋远萍

汕尾市城区

陈辉平　朱连开　林木汉　温建豪　许迎新　林木祝　陈遵源　林惠如　朱海玲
陈海云　施文生　吴琼瑶　黄玉燕　施文华　叶晓婷

清远市清城区

林燕锋　汤嘉慧　黄露瑶　张　荣　雷　霖　毛伟军　夏　炜　麦丽平　张卫清
严夏青　郭小飒　何海婷

揭阳市惠来县

蔡萌展　张志明　柯乙武　朱雄伟　郑　恒　卢志能　黄壮坝　方国良　吴苏梅
王良卫　陈锡彬　詹文国　林浩吟　方舒悦　方晓云　方宝云　黄瑞琼　方锦兰
黄秋萍　肖佳佳　陈锡军　黄锦跃

云浮市云城区

陈伟文　黄图华　吴英祥　肖　瑶　姚伟珍　袁娟娟　何沛珍　黎　芸　赵惠珍
邹海文　区志雄　冯芬连　黄永林　梁莲娟　黄伟健　李志彬　温丽英　吴雯静
严梓洪　陈小敏　游玲芝　林秋婵　王艺英

广西壮族自治区

广西壮族自治区

方钟燎　杨　进　毛　玮　黄金梅　许晶晶　蔡剑锋　滕有明

南宁市兴宁区

曾芳芳　霍锋源　欧阳丽华　李　娜　郭　钢　邓灵燕　刘创善　黄　斌　梁翠敏
黄翠兰　黄超级　农红梅　李新映　陆锦敏　杨嘉眉　韦春凤　韦　曼　覃小欢
李俏芳　钟　严　陈宝莲　邓明玫　曾令艳　黄　航　陈文玲

南宁市宾阳县

甘晓琴　曾永松　李秀霞　韦柳青　陈伟强　龚冰冰　张　华　韦爱莲　李　群

杨　怡	彭宗林	黄英哲	吴树勤	廖丽芬	覃善玲	何文峰	何作凡	罗文丽
吴潇湘	郑连芳	陈全芳	黄　俊	卢东换	彭耀芳	覃彬华		

柳州市柳北区

卢妍妍	覃　凯	樊李芸	卓礼宾	李晓晓	林　毅	黎永红	罗梦梅	赵琪琪
董　琼	玉春桃	罗正华	罗蒙丽	潘美宇	严小桥	计晓宁	莫艳敏	谭丽娟
韦柳春	廖志华	邓淑琼	覃晓东	周　斌	潘肖红	伍玲玉		

桂林市秀峰区

张振开	汤　杰	蒋兴兴	周　晓	刘志冰	张　可	苏　慧	康秦颖	石艳梅
张园园	刘少燕	李文珍	邓欣欣	龙中姑	唐明兵	艾　玲	蓝飞仁	唐雪琴
李宁君	于　丽	王江芳	陶　桃	阳梅芳	刘　刚	韦兰微		

北海市合浦县

苏福康	张　强	谢贤缤	李秀兰	李　芫	陈小芬	罗　静	吴寿荣	莫　军
韩　丽	周文蓉	陈凯东	曹　松	秦晓丽	陈鑫祖	龙其晓	钟书健	罗良基
邹　华	林　斌	詹传莲	杨述明	许雪萍				

钦州市钦北区

潘朝庆	黄良安	翟高科	袁彩红	朱雪华	雷务年	黄华国	石　威	利瑾玲
黄秀银	黄银燕	黄海林	吴　琼	卜丽娜	陶　然	高梅华	李勇清	归达炳
方洁婷	许雪媚	梁业寿	唐国婷					

贵港市桂平市

卢桂宽	杨岁旭	潘　极	杨澍劲	梁文健	庞文清	曹良清	唐建枝	杨伟兴
杨文通	黄洁玲	甘莉敏	付经慧	黄建军	庞国梅	杨　萍	甘飞旺	覃群连
谭新华	王彩坤	黄　静	邓洁英	马香苗	黎　敏	黄健玲		

百色市凌云县

罗　翊	覃凌峰	罗　东	李文胜	刘一萱	滕志忠	陆　辰	杨再军	张凤玲
邓　萍	冯小玲	马凤音	岑基业	罗　顺	李大明	岑炳业	罗玉春	陈美秀
曾德明	何飞腾	黄秋兰	林振宁	周丽萍	徐泽珍			

河池市罗城仫佬族自治县

谢　琳	梁玉春	韦政兴	卢永钧	谭玉树	罗黎霞	孙子倮	韦丽霞	李巧双
韦玲玲	廖雨欣	韦新梅	黄愉芹	覃　琳	蒋艳恒	周　念	兰　曼	覃卓尚
黄翠涛	邓林海	黄世怀	甘培贝	杨启略	罗　成			

贺州市富川瑶族自治县

钟德金	杨秀华	首德考	黄清梅	唐明雄	赵继文	毛建霞	廖　燕	李　娟
罗春华	邓建华	黄金英	赖　湘	吴　琴	钟德兴	廖海英	潘　丹	杨学军
罗春明	粟旭芹	汪炳均	甘丽君	钟月莲				

海南省

海南省

廖志武　陈　言　胡锡敏　王兴任　江　娟　刘　莹　吴爱琴

海口市美兰区

郭振东　吴淑宽　刘　松　叶秀尧　陈红霞　吴容珍　王斯琪　卢娟丽　何　扬
李施莹　蔡婷春　梁　玉　陈晓希　黎道旭　陈海英　刘盛清　王　玲　高圆君
刘　丽　包宝晖　曹　迪　陈礼英　顾　晨

三亚市

陈人强　陈莲芬　朱明胜　黄炯媚　周淑娟　李海燕　刘荃崇　麦世雅　李冬梅
尹江源　黄基文　张贤飞　孙玉红　符天漫　文远周　陈滕雄　张泽鹏　王业丰
何　鑫　宋泽丽　余彩虹　单　丹　张　月　吴亚婷　谢子俊

万宁市

王　娜　曹德衍　曾祥师　司　娜　叶剑平　李娇艳　蔡海燕　郑　燕　张从丽
卓怀政　梁　坤　李　霞　夏彩艳　纪升霞　林小萍　王禄斌　翁超伦　符亮斌
刘名智　刘德胜　林宏峰　王之贵　陈晓文　文彬树　吴亿军

定安县

莫周武　黎才刚　王少波　郭芳华　邓开江　陈　勇　王　刚　蓝一棉　王绥吉
曾小花　黄克梅　陈春苗　柯行仁　莫雪梅　姚法荣　黄朝霞　苏文星　周东华
陈春美　吉周玲　李邦鹏　黄照峰　梁　文　谢福周

昌江黎族自治县

王正成　林喜雪　郑在春　梁彩凌　杨文秀　李如秀　罗碧云　李彩刚　陈晓红
王子云　周　碟　郭朝海　颜　菲　刘泽建　夏晓芳　张　斌　林　香　王玉花
林　央　林志永　郭岸曲　张升勇　邹周丽　陈积月　钟尊干　林　炜

保亭黎族苗族县

王安奋　傅海青　陈太族　陈冠强　王安培　王丽艳　陈梦雨　陈舒颖　林菊妹
朱坚良　符颖琪　叶荣盛　邱文秀　马红丽　黄美燕　黄玉珍　林园女　黄小燕
符策鎏　邓小伟　张冬云　文凤兰　黄小叁　梁艳清

重庆市

重庆市

唐文革　丁贤彬　毛德强　焦　艳　陈莉玲　许静茹　蔡娇娇

重庆市渝中区

彭　焱　曾　艺　汪　强　张　雍　周　琦　汤洪秀　何晓晨　凌瑜双　曾玲莉

龚 娟　张秀凤　奉光丹　刘先贵　陶雪琴　谢才花　彭 玲　黄 云　雷 情
舒雪梅　杨 静

重庆市万州区

王敬东　唐 亮　吴 波　付克万　周 勇　彭 瑾　屈秋琼　刘灵斌　陈 丽
付欣欣　唐唯露　黎 练　谭平尧　郑吉均　彭小平　杨增琴　余继琴　周 艳
杨增琦　胡丽玲　张昌平　马 青　刘洪英　熊 娟　吴中发

重庆市綦江区

陈明亮　朱达雄　周梦雪　李 洪　钟亚昭　王 艳　梅小丽　赵福先　杨小玲
邓小兰　李 丹　李 艺　陈 艺　胡海洋　敖中良　旷 也　邹小娅　袁 梅
李 劲　罗 莉　袁洪焱　肖 宇　王贵梅　龚 永　石现维

重庆市大足区

李万华　杨东昇　任香勇　赵宗玲　王明艳　陈 刚　肖 笋　裴 璐　贺 平
彭代彬　李正强　王爱民　王春生　郭晓松　邓小敏　杨秀川　龙小平　袁 斌
高 春

重庆市江津区

廖启东　杨 媚　赵祖敏　付小燕　李中义　杨绍群　陈虹利　喻 丹　邹 平
孟怀书　陈 娟　江 静　张 婷　周厚城　李梦莹　朱华玉　何晓燕　焦叶华

重庆市长寿区

周于祥　勾 能　雷群建　杨 亮　邓 静　陈 娜　毛晓锋　车国兰　王 进
余凤英　袁本超　张 娴　张莎莎　陈 余　刘 莉　赵家荣　修 涛　周 艺
孙 霏

重庆市秀山土家族苗族自治县

孙志军　曾 琼　郭 敏　周书丽　黄昌辉　李秀兰　白廷敬　廖为为　杨 莹
喻亚庆　胡冬梅　林贵川　陈 鹏　罗君辉　刘亚琼　白桂珍　吴雪莲　肖 颖
杨何云　李 思　敖义芳　黄良刚　田大成　黄 江　杨秀成

重庆市丰都县

傅 军　湛美东　熊 薇　陈隆英　杨 军　付亚琴　刘 琳　陈淑尧　彭庆华
向华织　毛国英　庞素兰　冯 渝　郭 静　刘韬奕　刘 敏　许术鹏　徐 蝉
曾翠平　杨 涛　江 兵　秦川秀　张 娥

重庆市奉节县

周 锐　吴春平　向 嫱　马灼荣　张克燕　罗 宇　陈国平　罗文玉　粟万军
张 君　孙凤翔　余 丹　胡术军　文世明　汪瑶莉　黄亚君　司 丹　李小云
刘 云　谢山堂　冉渊品　李远洪　苏威力　龚道红

四川省

四川省

邓　颖　季　奎　胥馨尹　凌　攀　倪红珍　易光辉　李　尤　曾　晶　董　婷
成姝雯　张　新

成都市青羊区

黄世蓉　胥　江　刘　嘉　蔡　鹏　韩天旭　彭长燕　徐　南　张黎阳　穆　馨
宋　怡　廖亚男　曾　琴　邱　萍　范贤琴　常思思　徐小森　余　循　杨海涛
罗红艳　杨春梅　陈　瑞　陈　锐　鲜欣燕

成都市彭州市

罗国金　李建国　陈小芳　王　宏　王　建　李　娜　孙　强　刘佳秋　钟训富
黄　妍　南英初　蒋　微　张国峰　赖先志　陈　丽　胡　玲　史　英　唐　琪
杨　辉　杨小艳　李　露　刘凌云　牟　吉　王　锦　刘　欢

攀枝花市仁和区

马　玲　赫永新　周玉萍　李　平　周莉萍　彭福美　孙美太　王志会　纪贞凯
纳学文　王明伟　张　玲　李桂香　倪志谱　王志琼　刘仕梅　侯天学　管远梅
邱　波　曾雪源　杨丽敏　徐远平　袁国彪

德阳市什邡市

杨景辉　郑小军　李志祥　李　鹏　蒋　丽　李烨娟　邢婷婷　李　霄　毛　妍
李　跃　冯　森　孙旭霞　陈　林　田茂富　樊　鲁　黄　露　王　荣　刘　倩
罗　飞　张　晴　刘　莉　张子扬　卜思虹　顺鑫鑫　李　红

广元市利州区

王　华　王　平　张小玲　谢晓莉　杨钦贤　罗远明　王明霞　孙浩成　吴　娟
蒋中宇　舒园园　周丕蓉　袁汝艳　罗定坤　杨晓月　尹剑祥　张　兰　李迎春
刘　浪　李　臻　刘　森　张粮沣　阎清秀　董茗兰　乔娇娇

遂宁市安居区

吴　高　冯裕如　陈胜春　刘　静　李　谦　周智勇　张　彬　周　恒　吴虎军
詹世洪　贺　旭　蒋　琳　袁学军　程　鉴　宋昌军　杨　鑫　禹　航　蒋　雪
杨　忠　郑　平　吴曼丽　胡　迪　罗　敏　何向东　刘　婷

内江市资中县

曹玉先　黄　波　甘连金　李　静　陈　莉　钟晓君　祝　轶　黄俊华　胡富耀
蔡　莉　孙于茹　邹红敏　刘　原　王国民　何　夷　粟　群　詹　莲　张景怡
黄　镇　段照敏　文　琪　王海东　黎小洪　向灿辉

南充市西充县

梁俊波　赵　辉　李　敏　何学会　李晓华　李晓英　李　锐　孙青青　李　莉
何芳丽　樊　迁　吉跃红　赵伦燕　杜迎春　周　莹　张　毅　李　娟　岳　乔
梁　芳　冯　军　严　肃

眉山市青神县

张学祥　徐　琴　杨　奕　陈　丹　张　邻　孙　宁　周翠娥　蒋永茹　刘梦吟
杨　玲　吴文琼　徐文学　易　君　何　娟　吴运三　易　莺　郭　瑶　彭孝国
冯　义　何玉波　李　丹　邵雪梅　李光瑛　黄玉梅　陈利梅

宜宾市叙州区（原宜宾县）

王月康　丁显华　胡友平　高丽梅　周　刘　贾　琼　谢佳珉　张晓洁　唐　飞
马凤志　曾　敏　罗　茜　杨　庆　何红英　黄志安　徐明芳　祝　福　肖　莉
黄　瑛　李　娟　黄佳丽　戴　维　李　琳　张淑群　王鑫妍

雅安市汉源县

王　新　张　鉴　王志敏　陆春林　辜　豪　杜　涓　彭　敏　龙　飞　李　翔
易　佳　姜丽萍　孙　琳　李　娟　余俊杰　郭万勇　张　静　冯　霞　张　诗
姜宇星

巴中市巴州区

张　智　曾婷婷　刘　莉　叶南宁　朱玉林　宁聪琼　唐媛媛　罗驹隆　苏　亚
王彩云　淳明东　赵宏铭　王　茜　李　赋　杨茂秋　罗新明　代元彪　喻永德
李玉琴　张　旭　龚　杰

资阳市乐至县

蒋　春　吴志敏　李　光　雷方君　张　莉　刘　婧　陈海兰　肖　辉　蒋冬玲
陈梓墨　邹　琦　孙　成　金　飒　陈亚军　毛　雁　邓　衡　杨春燕　邓　艳
敖仕果　倪小军　李　敬　彭学堂　杨成云

贵州省

贵州省

刘　涛　李　凌　唐莉娜　周　婕　余丽莎　王艺颖

遵义市湄潭县

李南石　唐　进　何　兵　李　艳　孙莲玉　张　伟　肖瑞军　潘　恒　操永红
周双又　王　敏

遵义市红花岗区

杨定洪　陈艳娟　何鸿雁　邱洪敏　王　琼　徐立卯　吴塘江　王　进　史天恩
吴明英　曹　芃

六盘水市六枝特区

肖　良　张志娟　肖玉珍　邓　军　张艳琼　杨竞芳　李晓娴　张　兰　李兴文

铜仁地区玉屏侗族自治县

吴崇武　杨代昌　陆承凯　张乙中　马木香　杜含琴　向　勇　姚　群　石　虹
陆承伟　吴　飞　黄巧云　杨　会　易　燕　洪　伟　刘　池　姚艳屏　张运木
刘　玲　施　敬　罗贵川　陈佑告　鲍小婷　潘小兰　姚敦华

毕节市七星关区

兰　兰　付　义　张　镖　张　婷　李　琴　陈建平　向　英　孙　姣　王家琴
肖质会　赵　爽　卢林海　李孔海　江会忍　吕恒菊　袁晓华　常　飞　陈　艳
支晓兰

黔西南布依族苗族自治州册亨县

李洪克　岑加健　周　程　刘　丽　岑启芬　骆仕忠　王　姗　王青青　周　恒
滕树洪　侯先品　潘　可　梁朝锦　韦永琴　赵云霞　何光海　黄盛彩　王自珍
王海生　胡　玲　杨海燕　杨福龙　彭　容

黔东南苗族侗族自治州雷山县

李通毅　余　雷　唐千祥　李兴国　刘平模　杨再江　杨丽君　陈　聪　杨胜军
朱乙芳　黄金辉　王小兰　万文霞　林运兰　余　立　李志权　张志英　邓祥军
李明东　杨　泉　吴世权　杨东梅　罗开城　杨正环

黔南布依族苗族自治州福泉市

谌世晖　谭存瑶　杨　飞　付启贵　李红霞　万　荣　吴志周　王正梅　吴春花
刘永东　宋　冰　唐秋红　郑荣香　杨时飞　高培刚　冯元奎　王国建　王为琼
石庆婷　陶　梅　王海雪　冯文香　王奎凤　罗贤琴

云南省

云南省

秦明芳　杨永芳　邵　英　杨希良　朱秋艳　宋　欣　朱云芳

玉溪市红塔区

李　昆　杜春华　张　莉　刘　蕊　沈　婷　赵明洪　陶　然　邹　容　杨方航
李争赢　师　柔　曾云凤　王凤英　曹　佳　张兆明

玉溪市通海县

刘　盛　李志春　李　艳　郑应莲　端海涛　杨秀梅　陈桂琼　李　坚　解艳飞
李德雄　周　蕾　陈　琼　廖菊玉　王　璠　张　琼　赵玉龙　普梦婷　孙艳萍
解建武　刘明华　师美仙

保山市隆阳区

杜银华　杨善华　李国辉　董全玉　杨璐竹　杨保国　余军亮　王海坤　崔建仓
葡　涛　刘人豪　杨　波　鲁文丽　杨　晶　余　森　杨雅娟　张　靖　黄艳菊

张文静　皇晓月

保山市腾冲市

郭　超　李亚丹　刘晓丽　杨艳芳　封占益　刘素娟　段莹莹　李福文　寸德涛
杨东海　杨　洁　王兴娟　李丽春　蒋锡超　毕玉菊　杨新栋　沈兴早　番能梅
李同尚　杜加鹏　杨绍红

大理白族自治州祥云县

彭加理　李文娟　杨天文　张建荣　雷兆敏　丁雪琴　刘鲜丽　刘争芳　严继琨
李　洋　熊　艳　杨正艳　周亚娟　宋向蕾　段丽蓉　周晶晶　昝金美　杨文雪
段绍波　王　霞　郭希花　张娅桐　胡天晗

大理白族自治州巍山彝族回族自治县

杨丽慧　吕　雪　孟亚利　李晓虎　杨泽中　郭家福　范丽娟　范亚春　姚秉通
杨　锋　陈旭瑶　王　彭　钟红丽　姚慧勃　杨思凯　范祖文　赵　云　张汝勘
姚秀丽　杨徽建　左字华　徐　智　字桂升

红河哈尼族彝族自治州蒙自市

景正朝　张燕梅　杨顺玲　李文婷　陈朝喜　杨　涛　张云雄　孔美芳　李　江
梁志刚　李高强　郑　英　吕继荣　张海燕　卢　波　沈　湘　吕　鑫　杨金发
张　瑞　汤　艳　白　彬　吴萍英　杨卓鑫

文山壮族苗族自治州广南县

代俊波　汪　良　张启梅　梁　仙　彭国芳　梁大桥　王光祥　杨　娟　周兴星
岑炳照　高海韵　王　斌　农长如　王光英　农兴强　孟远凤　罗明俊

西双版纳傣族自治州勐腊县

刘华兴　依旺叫　石　慧　字圉霖　贺　奇　杨学文　张　蕾　依　腊　刘春梅
牛晓文　何慧芝　朱　静　白　俊　依　汪　普　华

怒江傈僳族自治州兰坪白族普米族自治县

张　孚　和绍梅　和映山　和梅顺　张建潭　杨秀英　和　英　王春仙　李加月
尹瑞琴　李佳飞　和福迪　和　静　周顺娅　马丽珍　高映宝　赵映花

西藏自治区

西藏自治区

白国霞　巴桑卓嘎　索朗曲珍　黄　倩　李　宁

拉萨市城关区

次仁旺拉　次德吉　魏翠兰　德　桑　张　艳　米玛普珍　格桑卓嘎　强巴卓玛
德庆旺姆　南加旺珍　伊斯玛　嘎　珍

山南市乃东区

日巴益西　尼玛卓玛　益西热强　曾树林　张建平　巴桑曲珍

日喀则市桑珠孜区

巴桑诺布　阿旺次仁　拉巴参决　拉巴卓玛　尼　央　格桑战都　达娃平措
曲桑潘多　德吉央宗　德　央　德庆曲珍　落桑普尺　旦增贡嘎　卓玛央宗
胡世凯　桑　姆　尼玛次　尼玛旦增　尼玛扎西　桑　珠　米玛普尺
次旺拉姆　扎西顿珠

日喀则市江孜县

米玛顿珠　宗　吉　玉　珍　曲　珍　曲　央　尼玛潘多　索朗顿珠
拉　姆　次仁旺堆　吉律次仁　拉姆曲桑　卓　嘎　达　穷　达　珍

林芝市米林县

白　菊　周兴军　建　军　达娃卓玛　加央旦增　姚顺玉　楚晓玉　罗布卓玛
卓　玛　格桑明久　央　金　次仁卓玛　康　珠　次仁曲吉　扎　西　陈志兰
温林梅　扎西尼玛　米玛拉姆

拉萨市墨竹工卡县

旦增欧坚　次仁卓玛　米玛拉姆　普　琼　央金拉姆　西　洛　央　金　贡　桑
央　宗　顿　珠　朗　杰　扎　次　吉拉姆　旦　珠　尼　珍　扎　西
索朗次仁　土　旦　普布卓嘎

陕西省

陕西省

刘　峰　程永兵　邱　琳　飒日娜　王维华　胡志平　刘　蓉

西安市莲湖区

赵慧乐　王　佩　王　宁　刘少龙　张建成　张　帆　白　茹　郭方飞　孙文娜
刘雅玲　赵辛斌　朱小龙　王奎权　马侃学　陈琳　王　菁　刘　利　王燕茹
吴　霞　倪　悦　陈　慧

宝鸡市陈仓区

胥能科　张海红　杨林燕　王宝庆　毛向明　杨永利　张亚林　张丽君　李　宁
贾玲玲　赵沛宁　余　洋　张银梅　代　蔓　蔡凤平　王新梅　闫　梅　王　迪
刘　璐

宝鸡市眉县

马建奇　高　歌　李鸿博　吕军平　李绪怀　兰志超　安　宁　侯海建　李　娜
肖玉丽　李　颖　汶莎莎　朱文丽　范红芳　贺丽娜　王　兰　赵　云　赵晓萍
张亚丽　张　凡　李淑娟　马建奇　高　歌　李鸿博　汶莎莎

渭南市华阴市

孙 军　黄晓鸽　张济德　李 洁　刘 丹　胡 冰　周 琼　王智锋　贺改雄
赵小妹　徐 磊　王建强　车姬军　王 杲　陈 刚　杨 润　王 莹　杨 阳
郝青青　庞 骅　颜 飚　王荣利　杨江利　刘 强　叶虎玉

咸阳市泾阳县

杨宏勋　马芯虹　张 斌　闫阿妮　刘朵朵　张 楠　马 娟　林琦伟　李 妮
陈 菲　王 英　翟晓华　王 莹　戴先红　崔红梅　程 昆　褚红娜　王 妮
杨跟燕　田海迎

延安市宝塔区

贺军宏　曹 岩　尹明萍　赵 丽　高 越　杨登幸　郭海琴　张延梅　常 红
刘 璇　高 虹　李有霞　贺 婧　常 洁　高 娜　孙 婧　刘丹芬　刘媛媛
白延慧　吴丽娜　任娇娇　董朵朵　罗新元　李荔婷　刘 婷

延安市黄陵县

雷云云　马桂平　杨明侠　白雯婷　李 楠　张文玉　杨风侠　杜 蕾　蔡海宇

安康市旬阳县

李有智　刘 涛　沈 龙　樊绪杰　梁其锋　李 璞　孙晓娟　张军波　曹学智
曾爱萍　任 荣　程 琳　冯 佩　杜小菊　刘 娟　乔芝莲　曹 媛　吕廷波
刘亚斌　张纪满　王晓青　杨传琼　楚宝玲　栗庆苗

汉中市略阳县

徐汉瑞　李小雪　杜 娟　贾玉梅　李小娟　梁小英　李亦婷　闫雪梅　张志龙
张社春　刘 洋　马祥瑞　王秋婕　周钰斌　王 莉　李晓燕　王丽娟　张振刚
牛小军　胡玲娣　牛晓燕　曹培成　王建青　张慧霞　马 妍

商洛市商州区

王建军　于 兰　程保军　王丹莉　王会娥　杨迎春　李 娟　任夏玉　王红旗
张彩芹　苏喜锋　辛 飞　田成贵　张建波　舒小英　王青青　金汉平　惠 莹
何 华

甘肃省

甘肃省

董彩霞　张丑吉　任晓岚　张 静　常利军

兰州市西固区

李凤英　陈安庭　张义宗　黄彩霞　王明霞　徐 梅　张建霞　许爱军　铁岸乘
刘俊辉　郑爱玲　向 昱　路 洋　杨惠萍　王翠荣　陈烁冰

白银市景泰县

梁志龙	王扶岩	姬毅民	王珠民	周福新	王生芸	刘晓东	沈希苇	陈公琴
段学敏	卢有军	魏高堂	张瑞芳	沈蔚睿	崔长乐	刘 景	曹镇颖	柴佩利
闫沛福	栗海平							

张掖市甘州区

张克博	王金金	常玉婷	王泽平	张森乔	田熙莲	脱立琴	王小玉	王 敏
王 琴	庆海英	赵学峰	巨晓霞	刘岩琪	杨 英			

武威市凉州区

任旭东	李晓春	刘海峰	白海霞	张胜男	康禄才	袁 德	李国保	杨鹏年
李长忠	李玉霞	魏小虎	吴 昕	赵建新	梁冬梅	刘永胜	魏玉萍	段晓虹
管凌云	梁秀芳	朱红东	刘润霞	魏祥域	陶玉兰	周开春		

酒泉市敦煌市

严尔云	殷海燕	年海涛	何 巍	杜文倩	甘金江	李明晶	刘旭艳	王 磊
苑 媛	杨 龙	关 蕊	王云兰	任寅娇	孙 楠			

平凉市静宁县

任国衡	厚咸阳	赵飞霞	闫润芳	张小兵	陈向东	师 慧	刘粉红	周娟娟
姚天虎	受恒志	李雪梅	朱茜君	李晓霞	张 莉	张芝妍	陈玲玲	齐蕊花
王祖强								

天水市麦积区

张 辉	毛恩科	台庆积	李艳斌	王 军	秦小青	刘俊霞	胡伟杰	杨 璐
王 倩	陶金秀	陈小莉	周伊春	刘毓忱	张 茜	朱军花	丁 园	王 蓉
曹录林	王亚明	文小龙	罗 肖	武建新	温 鹏	王亚东		

甘南藏族自治州临潭县

常胜杰	姚文林	祁少华	赵瑞喜	冯锦芳	牛学芳	董增平	李海梅	李永为
方义俊	马卓玲	田锦萍	朱元海	何 艳	包元玉	党晓晖	牛小玲	宁喜才
李海东	彭潭军							

青海省

青海省

马福昌	星 吉	周素霞	韩澄华	车 吉	郭方明

西宁市城中区

范顺治	乜国霈	朱德成	严启兰	马晓萍	杨永泉	刘 佳	欧阳亚铭	李 强
李 婧	张玉萍	赵龙章	周荣玲	李宏芳	高元茂	马远军	王廷梅	刘丽卫
汪永香	魏海晶	汪玉娟	李存玉	张伟红	武妙佳			

西宁市城北区

刘 雯　陈 浩　范海珍　马吉民　李淑寿　徐晓晴　韩玉凤　韩 蓉　姜占元
纳言梅　赵青川　桑志明　夏 蓉　张 花　牛春兰　陈领兄　赵海花　张广鑫
石学艳　张 瑜　贾 华　郑磷挺　马 婷

海东市互助土族自治县

薛天伟　张海燕　魏国仙　朱集清　阿德庆　雷 萍　申芸艳　黄玉萍　王文膺
何淑睿　冯得香　郭邦芳　邓晨成　张恒山　季永燕　贾春英　胡生莲　徐 晖
蒲一琼　葛世花　薛桂花　李谊业

海东市平安区

刘成刚　王占林　苏 芸　钟海琼　赵海萍　徐 清　沈 贞　李 茜　李玉梅
李倩倩　李丽媛　赵福花　张海秀　孙晓青　魏晓霞　旺麻仁增　薛守鹏　崔永军
王朵忠　李秀琴　赵慧芳　马国青　陈春玲

海北藏族自治州门源回族自治县

陶 春　陈材正　安国强　周玉琼　张金梅　麻永兰　马秉莉　陈淑正　陈琳正
宋学文　杨延莹　田兴玲　马 祥　彭宗丽　蔡生军　张彩云　韩红雁　闫志琴
贺英措　贺永新　孔庆霞　顾凑勒　胡廷文

海西蒙古族藏族自治州都兰县

王国新　高克青　富 宗　马秀兰　娜 森　张晓玺　徐振涛　冉丽霞　叶丽莉
李凯英　雷俊娟　曹国梅　曾富梅　拉日卓玛　李婷婷　马占虎　卢海兰　白永华
王 萍　南木腾　达生云　金雪梅　马成德　苏 克

宁夏回族自治区

宁夏回族自治区

赵建华　杨 艺　张银娥　马 芳　靳雅男　王晓莉　曹守勤

银川市兴庆区

王洪丽　王雁德　王 晶　王富东　贺丽燕　党 婷　蒋惠琴　谢 春　马文军
金世豪　陈 勇　徐欣丹　杨 华　王小军　梁 丽　孙红志　周 宁　季 颖
张 迪　陈 璐　陈嘉琪

石嘴山市平罗县

马玉秀　刘凤香　陆燕华　蒙世文　康晓丽　马会萍　王秋芳　谈海英　周翠红
王 涛　李秋燕　何惠军　李国华　王 晖　马 楠　邵晓英　吴会琴　马小丽
王凤花　马翠琴

吴忠市青铜峡市

吴秀岚　姚占伏　赵仲刚　马 丽　刘萍娥　刘 月　哈艳茹　马 楠　史红娟

蔺红琴　伏　宇　罗小云　余兴勤　刘爱平　赵文艳　徐　甜　夏艳荣　李广琴
姚丽娟　姜晓丽　沙丽娜

固原市原州区

马　宏　杨志敏　余晓霞　赵淑彩　张　军　邱凤霞　南　艳　祁小瑞　田　丽
计宗林　李　勇　陈学军　高翻云　韩艳云　赵　岩　丁　瑞　郑建福　海玉龙
赵佩佩　马　君　李　恺　沈玉凤　江　丽　马　军　贺永平

固原市西吉县

梁玉成　马国良　刘　羽　胡小虎　喜正清　马俊彪　路宗仁　李正军　伏卫程
高玉忠　王建社　刘亚军　海　涛　叶玉明　杨卫霞　王建业　段彩琴　杨鹿鸣
陈永霞　田慧芳　王芳红　李红锋　马小萍　单彩琴

中卫市沙坡头区

雍东播　宁怀军　王慧琴　樊彩霞　王久玲　肖　琳　刘　莉　吕红旭　黄宗玺
丁生麟　钱鸿忠　王振华　丁　梅　李彦芳　闫泽山　李占英　孙丽娟　周永祥
马春艳　章红燕　杨　磊　刘海涛　罗玉贵　田　婷　拓爱霞

新疆维吾尔自治区

新疆维吾尔自治区

崔　燕　阿迪力·司马义　甫尔哈提·吾守尔　廖佩花　者　炜　张　荣　方　萍
张　俊　董　言

乌鲁木齐市天山区

宋丽华　郭颖贞　古丽努尔·买买提　陈　莉　奥丽该孜　李　静　古丽清
宋茂慧　李　璐　何金娟　陈俊洁　徐秀娟　周发萍　阿吉古丽·阿布力米提
陈之源　李晓霞　买提娜什·那吾塔依　阿依谢姆古丽·阿力马斯　叶　飞
古丽达娜·塔布斯别克　徐　蕾　宋秋楠　徐凯悦　王　倩　关海舰

伊犁哈萨克自治州新源县

杨贺霞　康　春　王　丽　刘书起　祝恩全　周　军　秦　川　陈小芳　徐丽红
贺建琼　贾书瑞　裴　熊　陈　刚　牛建平　李慧霞　古扎勒努尔·阿牙提别克
付健康　马晓琴　周　慧　马　丽　拉扎提·托合塔森　多合提尔汗·巴合提江
迪丽努尔·阿布孜力别克　肉合亚木·阿布都热西提　叶斯古丽·衣曼艾力

塔城地区塔城市

张国强　胡玉玲　陈　玲　莉　达　冯梦楠　高红梅　阿丽亚　陆锦莉
王晓燕　赛力克　薛玉芝　谢　婷　凯　旋　孟艳琴　胡雪梅　杨晓红
王淑华　韩世荣　努斯拉提　古丽扎达　任　路　孙素红　张　勇　阿依肯古丽
古丽努尔

哈密市伊州区

王超群　陈怡中　　唐培鑫　杨　乐　陶　冶　田　红　迟建辉　马　娜　秦兵莲
达文婷　阿孜古丽　　王学峰　阿达来提·亚合甫　艾力·艾买提　阿依斯汗·艾里
热依汗古丽·艾拜杜　赵红艳　方雪琴　蒋蕾蕾　热比耶姆·依米提
谢伊迪·玉苏甫

昌吉回族自治州阜康市

吴俊江　吴　涛　耿妍妍　吴德荣　姜海娟　摆护娟　李建萍　张　谨　曹　悦
魏玉慧　李晓琴　刘晶晶　张　萍　陈　飞　蔡　凤　曹继祥　曹芳芳
阿勒腾阿依·木西尔汗　　刘　峰　张　静　何俊敏　李彦贞　沙依拉
库拉西　王海蓉

和田地区和田县

周志浩　吾不力阿不都拉　阿不都热扎克·阿不拉　祖皮亚·麦合木提　张　毅
古丽洁米娜·阿卜杜喀迪尔　则丽米古丽·阿西木　吾布力哈斯木·买提肉孜
奥布力喀斯木·艾合麦提　买买提依明·阿巴拜克　提拉泥沙　阿力木江·米尔卜拉
图热尼沙·麦麦提尼亚孜　乌古丽尼萨·牙森　热萨莱提·图苏托合提
布热比·卡麦尔　凯麦尔妮萨·伊敏　买提肉孜·买买提明　杨秀红
布再娜普·阿吾提　艾尔肯·胡吉　木合热木·百克

阿克苏地区新和县

常开静　许红君　阿曼古丽　豆生东　阿依古丽·尼亚孜　托合旦木·阿布拉
艾买尔·依明　古丽巴哈尔·托合提　布玛丽亚木·买买提　阿依夏木·亚生
喀丽比努尔·艾依提　米克日古丽·阿西木　苏布尔·吾休　阿曼古丽·艾则孜
米合日古丽·阿布拉　怕日达　买买提·艾力　热依拉·吾斯曼　忙丽沙·加马力
阿孜古丽·莫沙　古丽努尔·克比尔　阿依加马力　热依拉

喀什地区莎车县

卡热曼·阿布拉　王新生　张　艳　王新萍　赵金秀　景新梅　古丽拜合热木·库尔班
乃孜热木·喀迪尔　图尔贡·麦合木提　阿依尼亚孜·赛拍尔　阿吉努尔·麦合木提
阿依夏木古·阿不力米提　阿依吐逊·麦麦提　阿迪来木·吾布力
阿斯米古丽·努尔麦麦提　如先古丽·阿布力米提　阿依努尔·艾麦提尼亚孜
马依热·麦麦提　木纳瓦尔·依迪热斯

新疆生产建设兵团

新疆生产建设兵团

申嘉丛　李凡卡　张宏伟　敬　雯　美丽克汗·牙生

新疆生产建设兵团第二师

丁宏达　张晓明　徐　洁　田艳萍　阿依奴尔　刘玉荣　李淑芳　赵　群　牛东升
谢云伟　张旭华　沙萍萍　李红艳　贺建华　孙新婷　袁　波　刘　明　高长军
刘宝荣　孙苗苗　翁惠敏　董　琴　陈红英　柴　芬　姜文华

新疆生产建设兵团第三师

王坤鹏　白润本　崔育平　沈　珊　任绍玲　李文芬　杜海霞　贾建霞　周孝兰
肉先姑·吐逊　买力古·艾山

新疆生产建设兵团第六师

赵　静　解　乐　张　青　刘成江　任亚东　孙咏梅　段利军　李　辛　吕　艳
任爱玲　李玉华　罗艳霞　周　莹　马付萍　王健琳　闫红豆　张婉秋　曹晨轩
丁丽敏　杨子豪　王阿莲　魏艳红　李德萍　张兴义

新疆生产建设兵团第八师

陈　瑜　陆志刚　任美玲　孙　芳　周　娜　王卫红　何巧红　王　燕　杨春梅
马　灵　王雪儿　姜晨曦　郑飞鹰　孙丽荷　吴俊萍

附录 3
工 作 照 片

方案论证

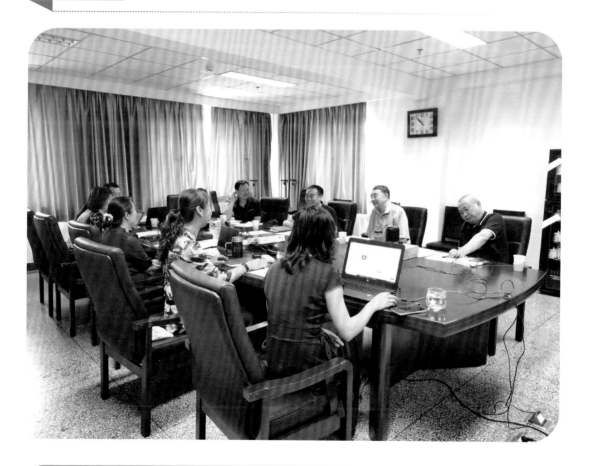

监测方案论证

国家级培训

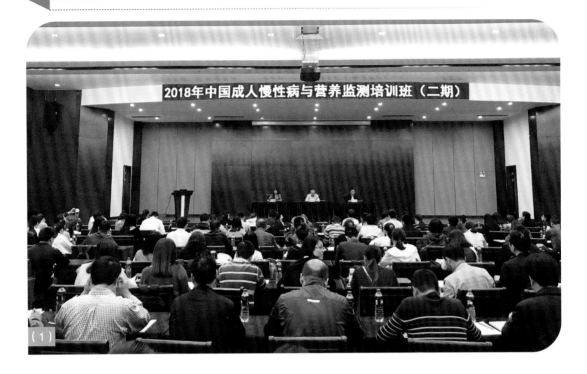

（1）

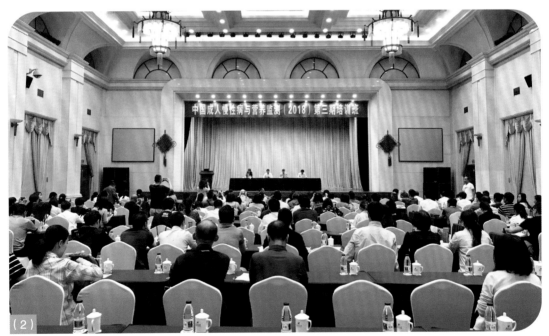

（2）

（1）第二期培训会场
（2）第三期培训会场

国家级培训

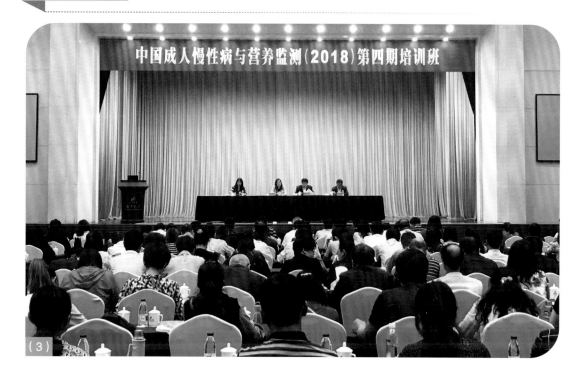

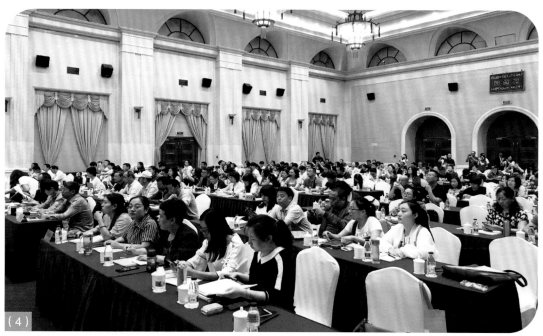

（3）、（4）第四期培训会场

国家级培训

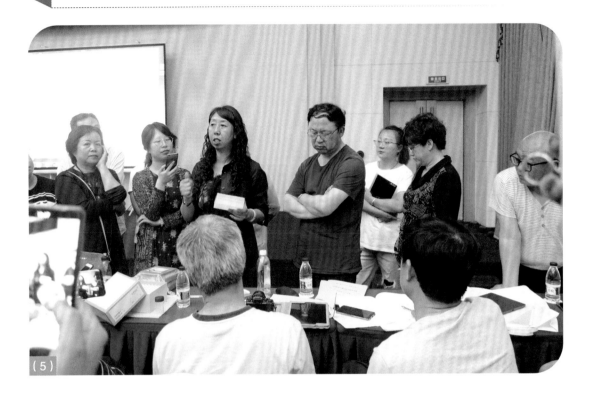

（5）

（5）问题解答
（6）身高测量练习
（7）血压测量练习

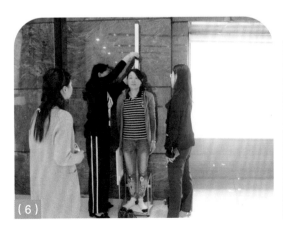

（6）

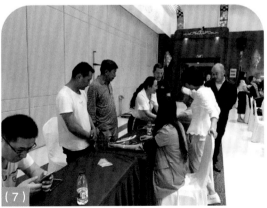

（7）

省级培训

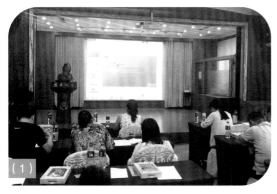

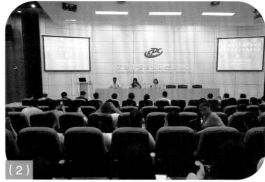

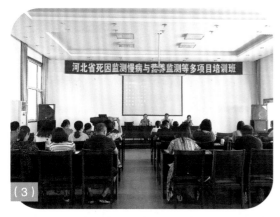

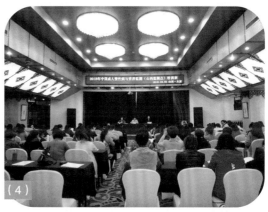

（1）北京市　　（2）天津市　　（3）河北省　　（4）山西省　　（5）内蒙古自治区

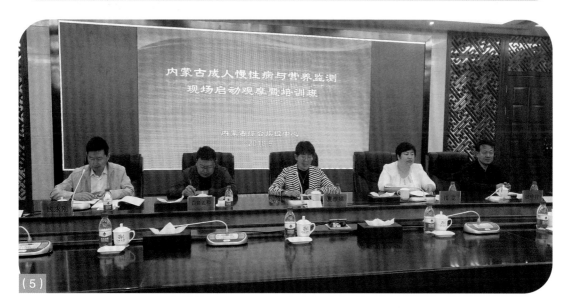

省级培训

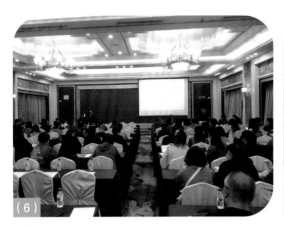

（6）

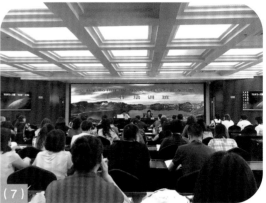

（7）

（6）辽宁省
（7）吉林省
（8）黑龙江省
（9）上海市
（10）江苏省

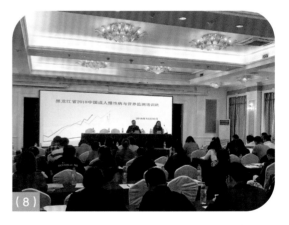

（8）

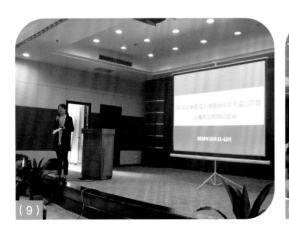

（9）

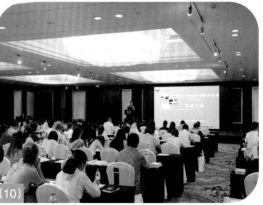

（10）

省级培训

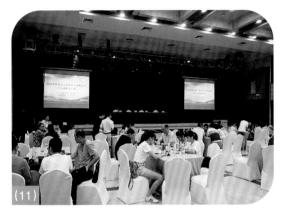

(11)

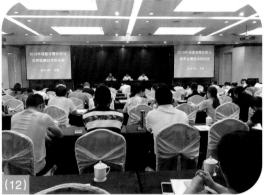

(12)

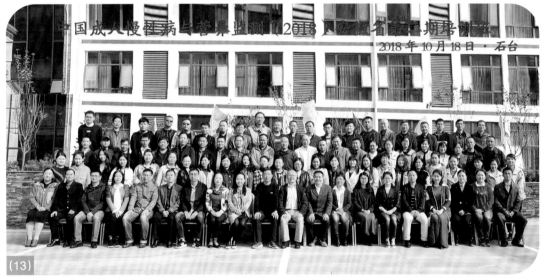

中国成人慢性病与营养监测（2018）安徽省师资期培训班
2018年10月18日·石台

(13)

（11）浙江省　　（12）福建省　　（13）安徽省　　（14）江西省　　（15）山东省

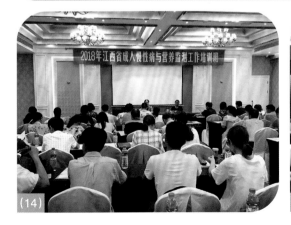

(14)

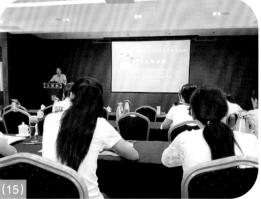

(15)

省级培训

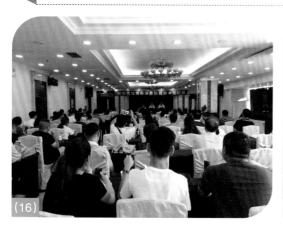

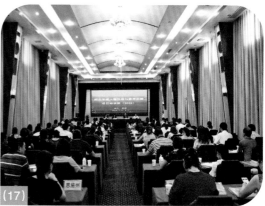

（16）河南省
（17）湖北省
（18）湖南省
（19）广东省
（20）广西壮族自治区

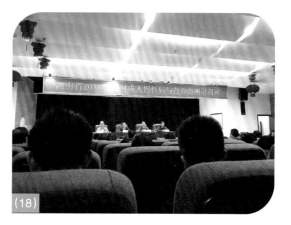

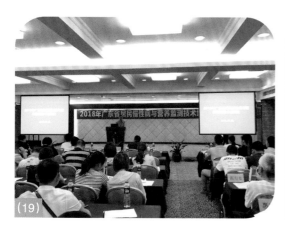

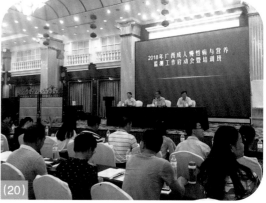

省级培训

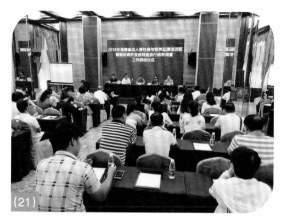

(21)

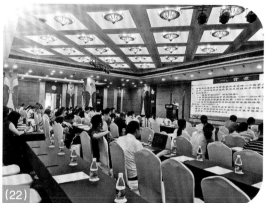

(22)

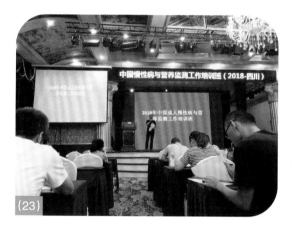

(23)

（21）海南省
（22）重庆市
（23）四川省
（24）贵州省
（25）云南省

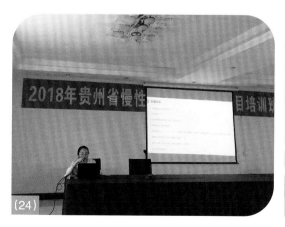

(24)

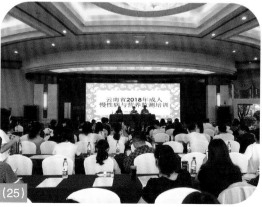

(25)

省级培训

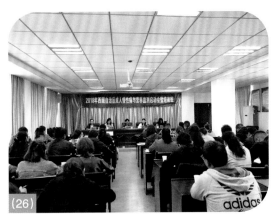
（26）

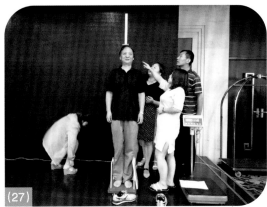
（27）

（26）西藏自治区

（27）陕西省

（28）甘肃省

（29）青海省

（30）宁夏回族自治区

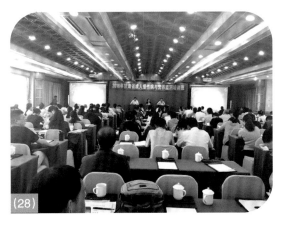
（28）

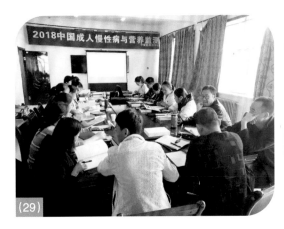
（29）

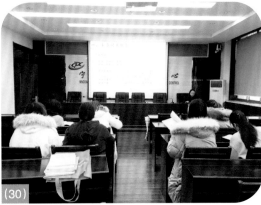
（30）

省级培训

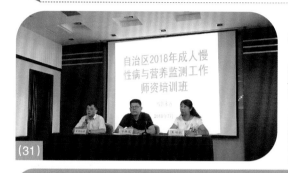

（31）

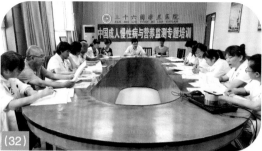

（32）

（31）新疆维吾尔自治区　　　（32）新疆生产建设兵团

实验室工作

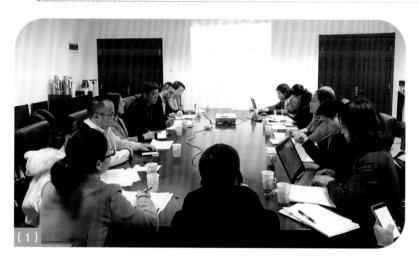

（1）

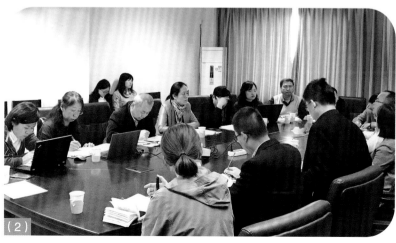

（2）

（1）、（2）国家项目工作组与第三方检测机构讨论质量控制相关问题

实验室工作

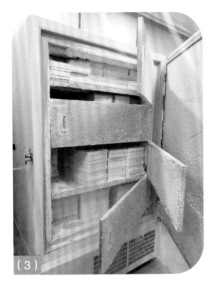

（3）

（3）~（5）第三方检测机构工作现场

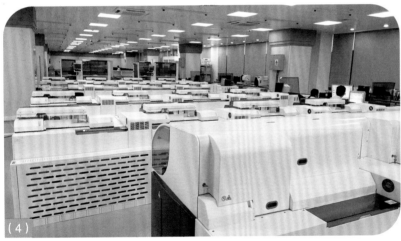

（4）

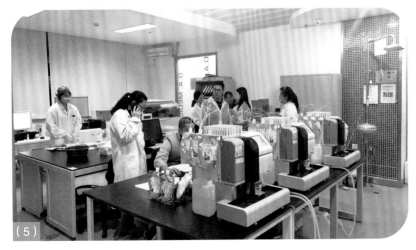

（5）

实验室工作

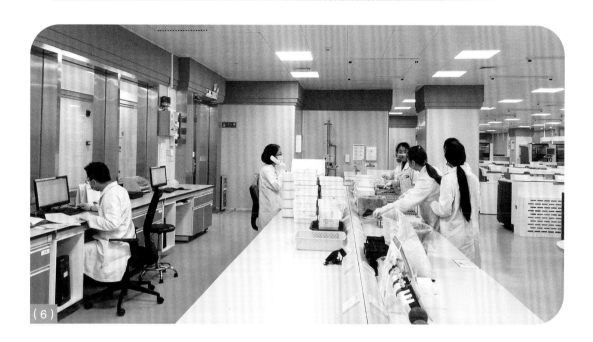

（6）

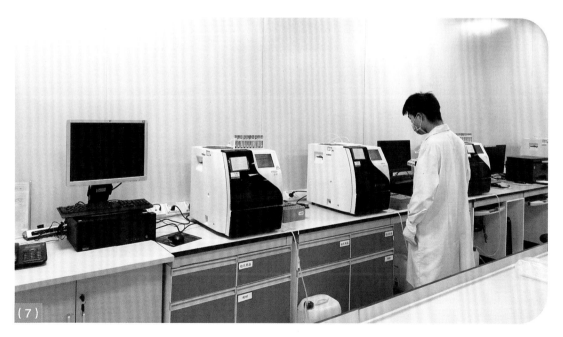

（7）

（6）、（7）第三方检测机构工作现场

实验室工作

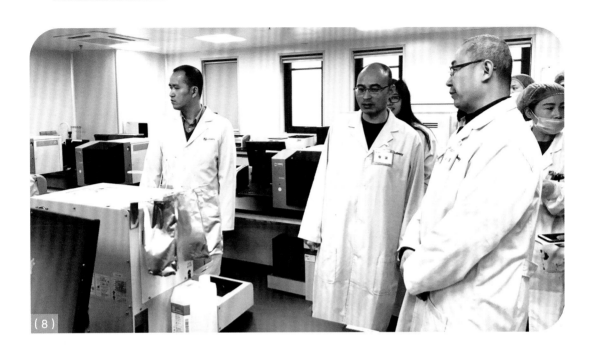

（8）

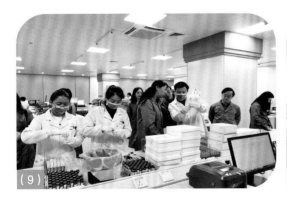

（9）

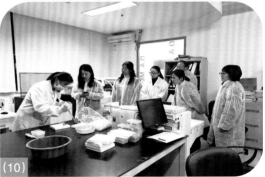

（10）

（8）~（10）国家项目工作组开展实验室飞行检查

国家级督导

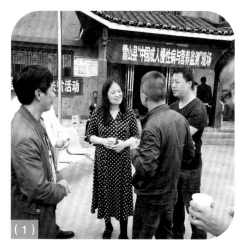

（1）

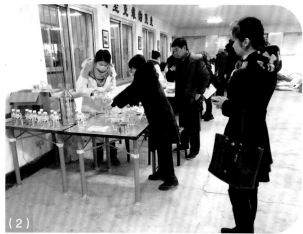

（2）

（1）~（6）国家项目工作组现场了解情况并开展技术指导

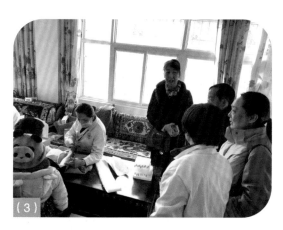

（3）

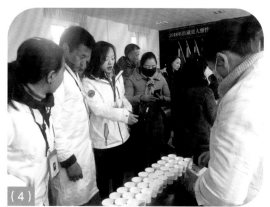

（4）

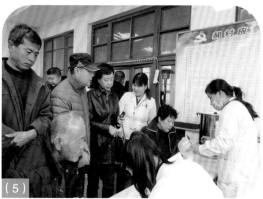

（5）

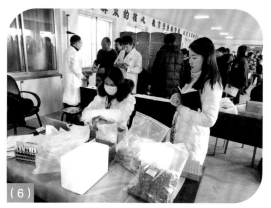

（6）

国家级督导

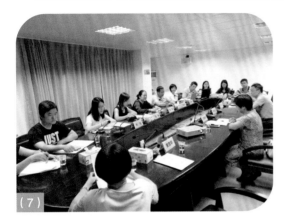

（7）

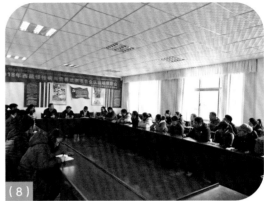

（8）

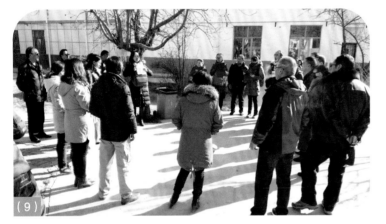

（9）

（7）~（10）督导现场
工作会

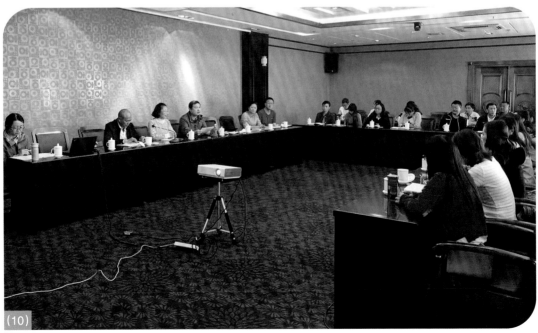

（10）

国家级督导

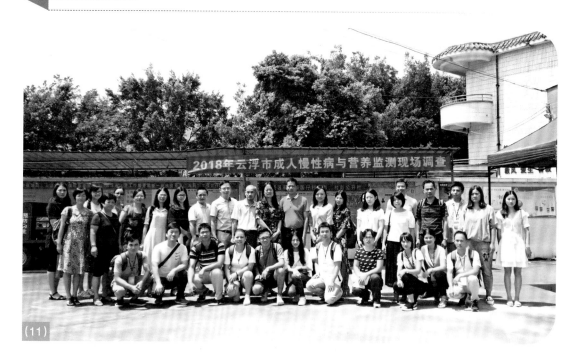

(11)

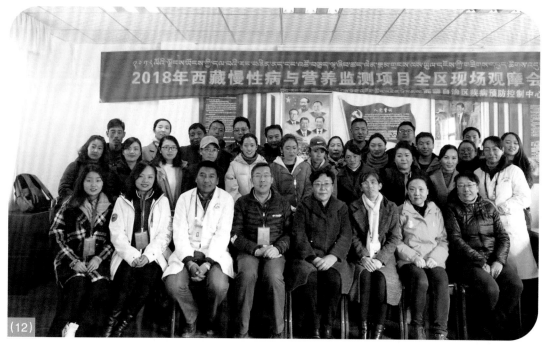

(12)

（11）、（12）各级监测工作人员现场留影

国家级督导

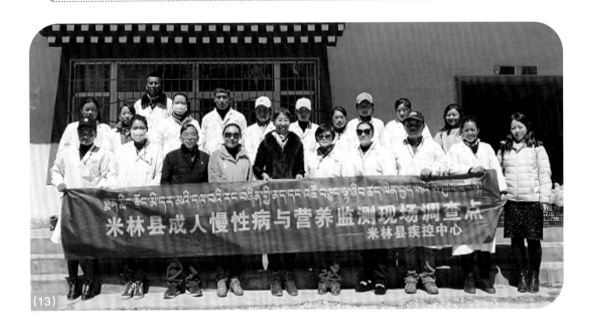

(13)

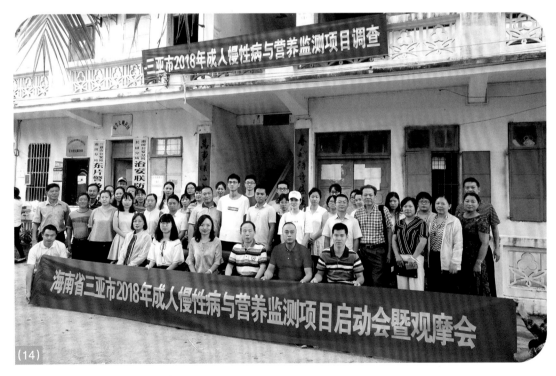

(14)

（13）、（14）各级监测工作人员现场留影

省级督导

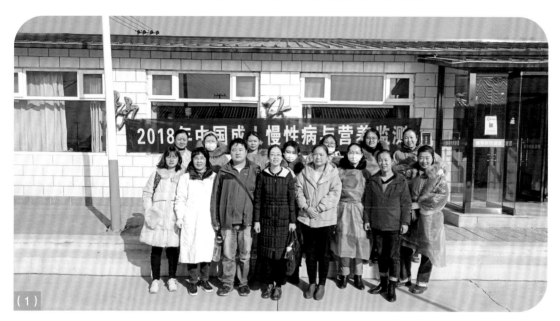

（1）

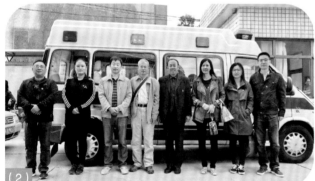

（2）

（1）~（3）省级项目工作开展现场调查督导

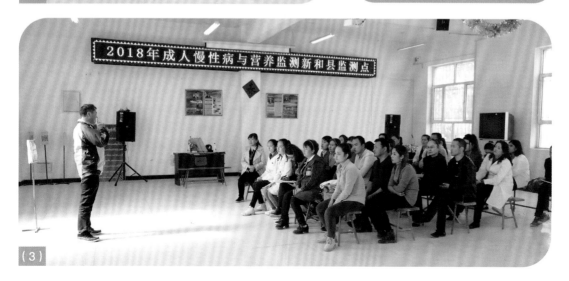

（3）

省级督导

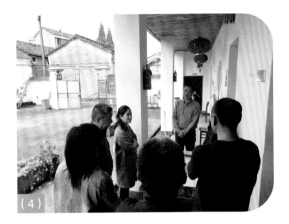

（4）

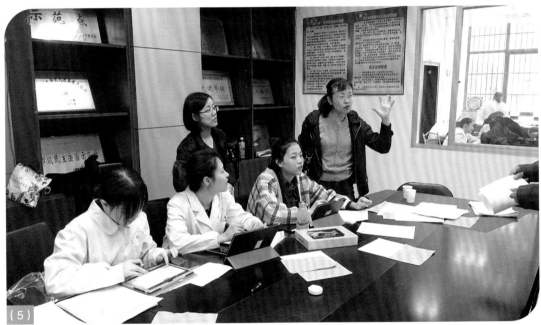

（4）~（7）省级项目工作开展现场调查督导

（5）

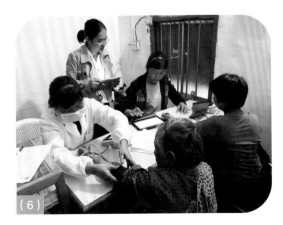

（6）

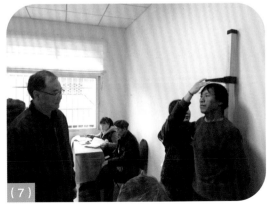

（7）

监测数据分析与利用

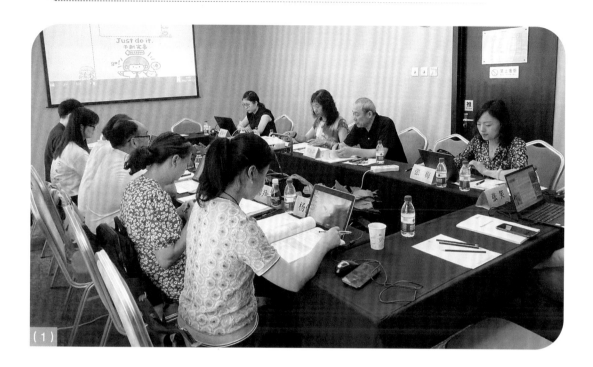

（1）

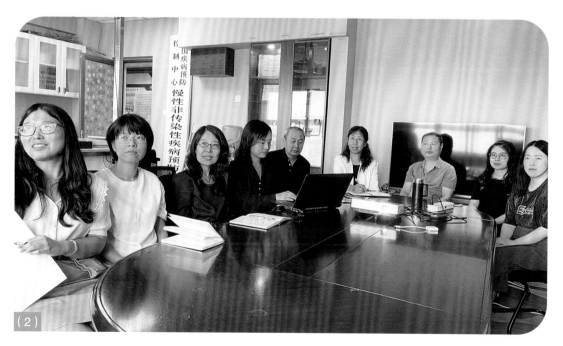

（2）

（1）监测数据分析研讨
（2）报告撰写与讨论

监测数据分析与利用

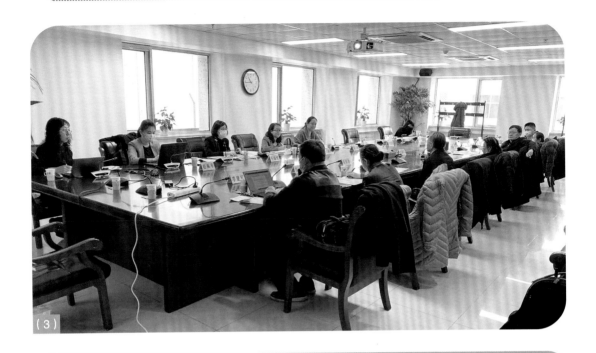

（3）

（3）专家对监测结果进行论证
（4）主要监测结果被纳入《中国居民营养与慢性病报告（2020年）》并由国务院新闻办公室发布
（5）监测结果在高水平期刊发表

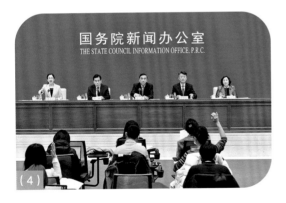

（4）

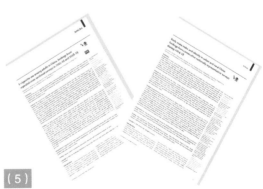

（5）

监测数据分析与利用

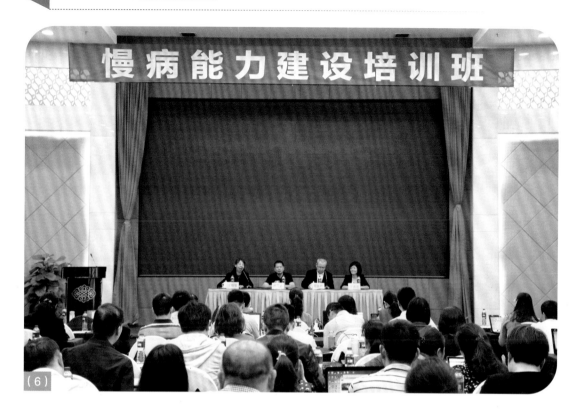

（6）

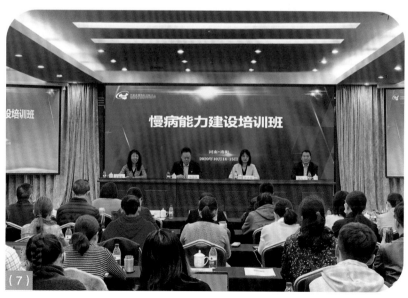

（7）

（6）、（7）监测数据分析与利用能力建设

监测数据分析与利用

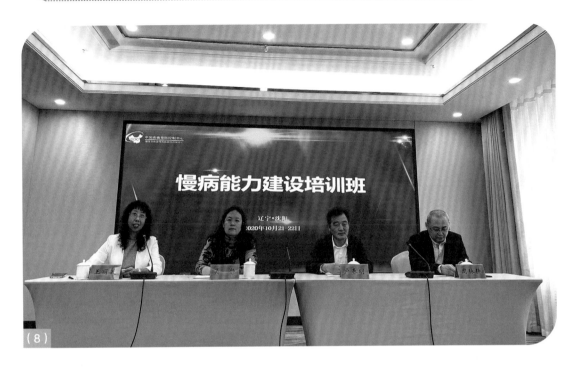

（8）

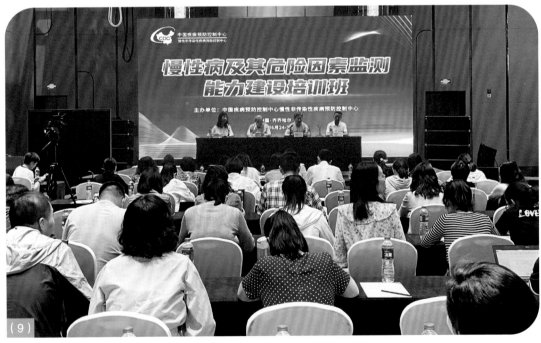

（9）

（8）、（9）监测数据分析与利用能力建设

监测数据分析与利用

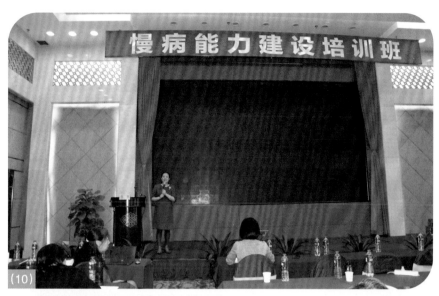

(10)

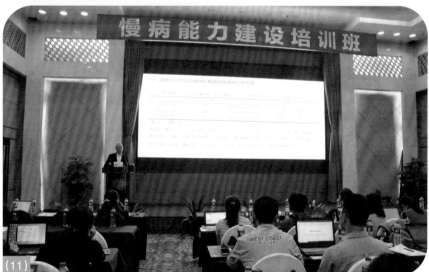

(11)

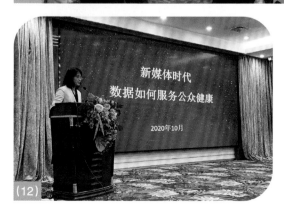

(12)

（10）~（12）监测数据分析与利用能力建设

监测数据分析与利用

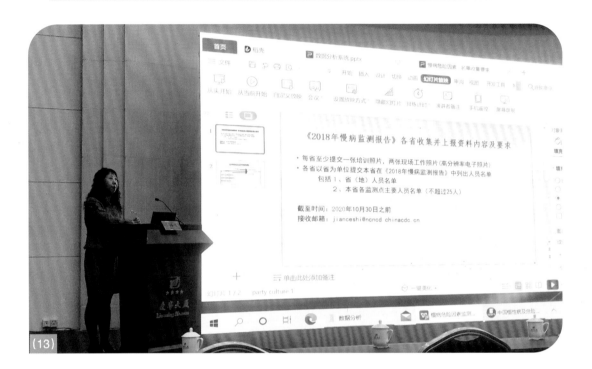

(13)

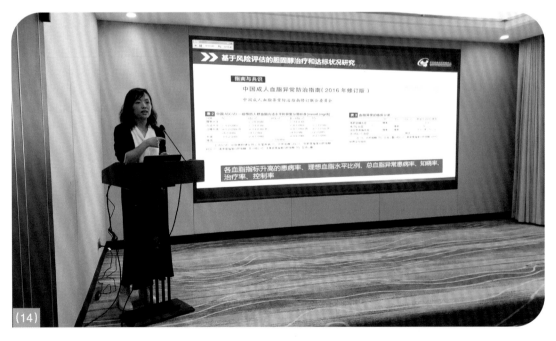

(14)

（13）、（14）监测数据分析与利用能力建设

监测数据分析与利用

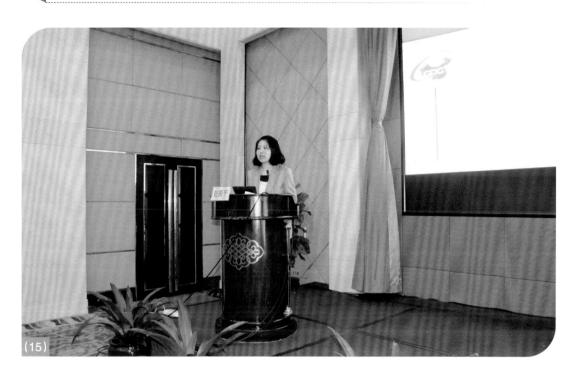

(15)

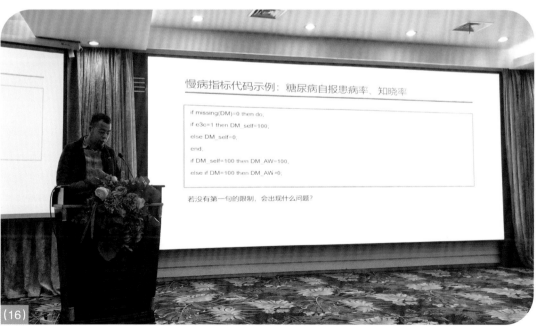

(16)

（15）、（16）监测数据分析与利用能力建设

监测数据分析与利用

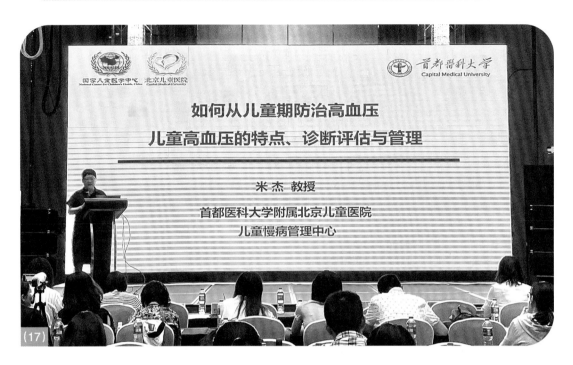

(17)

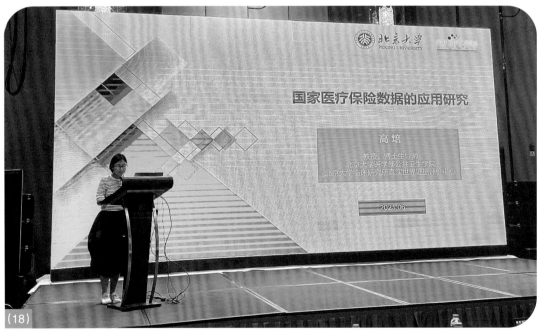

(18)

（17）、（18）监测数据分析与利用能力建设

支持省级监测能力建设

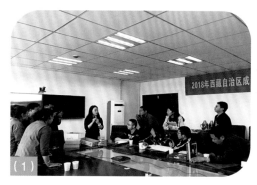

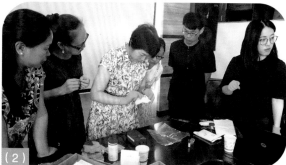

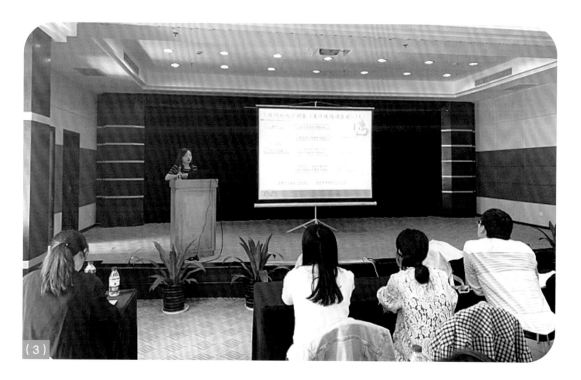

（1）～（3）国家项目工作组支持省级监测培训

支持省级监测能力建设

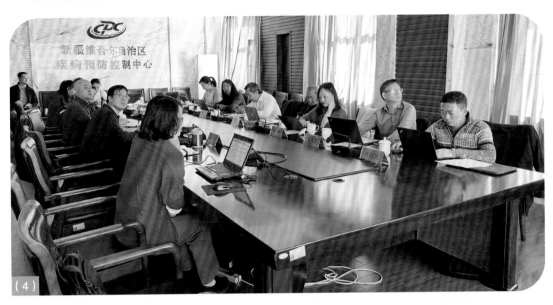

（4）

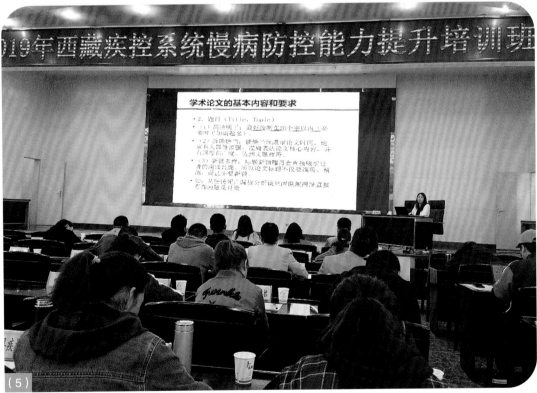

（5）

（4）、（5）国家项目工作组支持省级数据分析与利用

支持省级监测能力建设

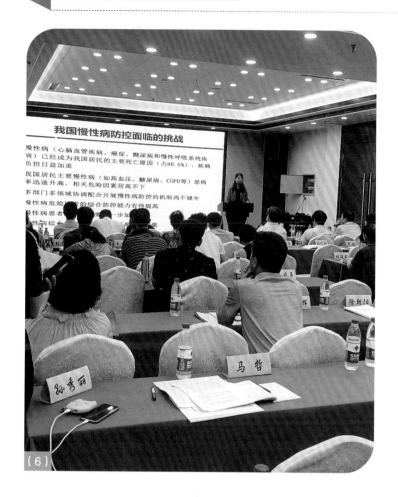

（6）

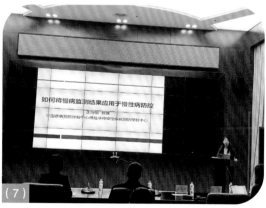

（7）

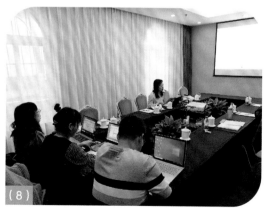

（8）

（6）~（8）国家项目工作组支持省级数据分析与利用

参考文献

[1] GBD 2019 VIEWPOINT COLLABORATORS. Five insights from the Global Burden of Disease Study 2019[J]. Lancet, 2020, 396（10258）: 135-159.

[2] ZHOU M G, WANG H D, ZENG X Y, et al. Mortality, morbidity, and risk factors in China and its provinces, 1990—2017: a systematic analysis for the Global Burden of Disease Study 2017[J]. Lancet, 2019, 394（10204）: 1145-1158.

[3] 中国疾病预防控制中心慢性非传染性疾病预防控制中心. 中国慢性病及其危险因素监测报告 2004[M]. 北京: 中国协和医科大学出版社, 2009.

[4] 中国疾病预防控制中心慢性非传染性疾病预防控制中心. 中国慢性病及其危险因素监测报告 2007[M]. 北京: 人民卫生出版社, 2010.

[5] 中国疾病预防控制中心, 中国疾病预防控制中心慢性非传染性疾病预防控制中心. 中国慢性病及其危险因素监测报告 2010[M]. 北京: 军事医学科学出版社, 2012.

[6] 中国疾病预防控制中心, 中国疾病预防控制中心慢性非传染性疾病预防控制中心. 中国慢性病及其危险因素监测报告 2013[M]. 北京: 军事医学科学出版社, 2015.

[7] DESAPRIYA E, STOCKWELL T, DOLL S R, et al. International guide for monitoring alcohol consumption and related harm[M]. Geneva: World Health Organization, 2000.

[8] 世界卫生组织. 全球非传染性疾病预防控制综合监测框架（含指标）和一套自愿性全球目标. [EB/OL]. [2012-10-31]（2021-04-10）. https://apps.who.int/gb/NCDs/pdf/A_NCD_INF1-ch.pdf.

[9] 中华人民共和国国务院. 中国防治慢性病中长期规划（2017—2025 年）[J]. 中国实用乡村医生杂志, 2017, 24（11）: 6-11.

[10] 中华人民共和国中央人民政府. 健康中国行动（2019—2030 年）[EB/OL]. [2019-07-09]（2021-04-10）. http://www.gov.cn/xinwen/2019-07/15/content_5409694.htm.

52检